JN127160

医師が知っておきたい法律の知識

医療現場からみた医事法解説

川畑信也 [著]

八千代病院神経内科部長
愛知県認知症疾患医療センター長

中外医学社

はじめに

　医学と法律．一見すると学問としては独立したものと考えがちですが，実は医学と法律は密接な関係を持っています．特に法律のほうが医学あるいは医療に介入してきている，あるいは関係を強要してきているともいえるのです．その一例を挙げますと，診療ガイドラインは医療界が自主的に行う内的規制であるにもかかわらず，医療訴訟が発生しますと，法律家は事後的にこの診療ガイドラインを証拠として医師の過失を追及する手立てに利用してくるのです．われわれ医師が患者さんの診療を行うとき，その診療が契約に基づいて実施されているという実感を持つことはまずないでしょう，しかし，法律からみますと医療行為は患者さんと医師あるいは医療機関との間の準委任契約と解釈されるのです．ですから，医療事故あるいは医療過誤が発生しますと，法律家はすぐに診療契約違反という立場から医師の過失を責め立ててくるのです．われわれ医師も法治国家のもとで医療行為を行っている以上，法律に規制されることに対して異議を申し立てることはできないでしょう．法律家は，法律という神輿を盾にして医療従事者の行った医療行為の過失を追及してきます．法律家は，医療の揚げ足を取っているのではなく医療を今以上によいものにするため医療訴訟などが存在しているのだと抗弁をしています．確かにその通りだろうと思いますが，現場で毎日医療を行っているわれわれ医師はすべての診療行為を法律に則って実施しているわけではありません．事後的に法律家が糾弾する注意義務をすべからく実施していたら毎日の診療は成り立たないのではないでしょうか．たとえば，診療録の記載内容がしばしば裁判における争点になります．われわれ医師はごく限られた診療時間内で多数の患者さんを診療し診療録を作成しているのですが，その診療録に診療のすべてを記載できるわけではありません．しかし，いざ医療訴訟になると法律家はその診療録の不備を指摘し医師の過失を証明しようとするのです．

　現在，われわれ医師も法律と無関係に医療を行うことができない状況であることは否定できない事実であろうといえます．法律家は医療の現場を知らない

のに勝手な論理を振りかざしていると考えず，医療に関連する法律，いわゆる医事法について医師として最小限のことを理解したうえで現場の医療に携わるのが賢明な対処法ではないかと著者は最近考えています．医事法に関する書籍はすでに多数出版されていますが，ほとんどは法律家の立場から作成されたものです．本書は，一知半解ではありますが医師の立場から，さらに日常臨床に則した視点から医療に関連する法律について解説を行ったものです．臨床に携わる医師がこれだけは知っておきたい法律知識を中心に具体的，実践的に解説したのが本書です．多数の医事法関連の書籍を熟読したうえで本書を執筆しておりますが，不佞の身であることから法律の解釈などに誤謬があるかもしれません．その際にはご海容を賜れば幸いです．臨床に携わる先生がたの医事法に関する知識習得の一助になれば幸いであると著者は祈念しております．

2021 年 3 月

著　者

目　次

CHAPTER 4　インフォームド コンセントと説明義務　　46

CHAPTER 5　診療（医療）情報と個人情報保護法　　61

CHAPTER 9　身体拘束の法的側面　　106

CHAPTER 10　実臨床における法的問題（医療倫理と法）　　115

CHAPTER 11　医療現場における Q&A　　　　158

目　次

CHAPTER 1 知っておきたい医事法の基本

　本章では，第2章以下を理解するために医師が知っておくべき最小限の法律知識について解説をしています．医療に法律が介入することを好ましくないとわれわれ医師は考えがちです．法律は難解な文言が多くわかりにくい，法律家は医療の現場を知らないくせにいざ医療事故が起こると口出しをしてくる，などの考えがあるかもしれません．甲斐は，その書籍のなかで，「倫理規範と異なり，法律は強制力をもった規範であり，医療関係者といえども最後は法律に従わざるをえないのである．その意味で法律は，強制力をもって『医の倫理』ないし『生命倫理』を補完するものである」と論じています（甲斐 2018a p.2〔甲斐克則, 第1章 医事法の意義と基本原理〕）．本章では，医療に関連する法律全般についての解説をしていきます．基本的な事柄ですから抽象的な内容にならざるを得ず興味のない読者は読み飛ばしても構いません．

医事法とは何か

　医事法は，簡潔に述べますと「医療に関する法律」「医事に関連する法」ということができます．しかしながら，医事法という名称の単体の法律は存在しませんし基本となる法典もないのが実情です．甲斐は，「憲法や刑法，民法といった基本的な法律を中心に医療法および医師法，薬剤師法，保健師助産師看護師法などの医療関係法規，薬機法（著者注: 医薬品，医療機器等の品質，有効性及び安全性の確保等に関する法律）などの薬事関係法規，精神保健福祉法など，さらにこれらに周辺の医療倫理や生命倫理が存在し，これらを総称して医事法ということができる」と述べています（甲斐 2018a p.3）．前田は，「医療に限らず今日的に社会的なニーズが大きい保健や福祉，生命倫理学を含めた領域を医事法としてとらえ，社会や時代への対応が義務づけられている法規」と定義しています（前田 2020 p.3）．一方，医療に関する規範は，法律という形だけで存在するわけではなく倫理規範や医療界の内的規制（たとえば，診療ガイドライン）など法以外の規範も多数存在しており全体像を見渡すことが大変困難になっています．米村

は，「医療に関する規範は，いわば法からのアプローチと法以外（特に倫理）からのアプローチに挟み込まれる形で，両者の微妙な調整の上に成立していると表現できる」とし，さらに「両者の考え方に隔たりが大きい場合には，法律家と非法律家ないし医療関係者との間に深刻な対立を生ずることになり，医事法の問題はしばしば法律論とは異なる次元の論争を惹起する」と述べています（米村 2016 p.5）．

　本書の内容を理解するために法の種類に関する事柄を知っておくことが必要になってきます．法は大別すると成文法と不文法に分かれます．成文法は，国会の議決などのように一定の手続きを経て内容が決められ文章化された法律です．たとえば，憲法がこれに該当しわが国の最高法規であり憲法に反する法律はその効力を有しないとされています．不文法は，文章化されていない法を指し，慣習法や判例などを含みます．判例は，裁判例の集積によって成り立ちその法解釈がその後の裁判の判断に利用される可能性が高いものを指しています．本書でも判例がしばしば登場します．その他，法の種類には次のようなものがあります．

① 公法と私法: 公法は，国や地方公共団体などの機関と個人との関係を定めるものであり，たとえば応招義務などはこの公法と規定されています．私法は，私人間相互の関係を定めたものとなっています．

② 一般法と特別法: 一般法は，ある事柄に関して広く一般的に規定をしている法です．たとえば犯罪全般について扱っている刑法は一般法に該当します．特別法は，ある限られた事柄に関して規定する法を指し，たとえば医師の規範などを規定する医師法は特別法になります．

③ 実体法と手続法: 権利や義務などの実体に関する法律を実体法と呼び，その実体を実現するための手続きを定めた法律を手続法としています．たとえば，医療事故で損害賠償請求をするための債務不履行責任（民法415条）や不法行為責任（民法709条）を規定しているのが実体法の民法であり，その訴訟の手続きは手続法である民事訴訟法によって運用されています．

JCOPY 498-04894

医療を進める際に根拠となる法律

法規範となる根拠は法源と呼ばれますが，医事法における法源として，①一般法（憲法や民法，刑法などの基本法），②医事特別法，③政令・省令，④行政指針・通達（通知）など，⑤学会などの自主規制規範などが考えられています．医師に関連する医事特別法として医師法や医療法，健康保険法，国民健康保険法，感染症予防法，臓器移植法などが挙げられます．政令・省令は，医事特別法などの運用に関する手続きや細かな技術的な規定を定めたものとなります．通達あるいは通知には法的効力はありませんが，実際に法律の運用を決定づける重要な内容が盛り込まれ，さらに運用に際しての疑義に関する法令解釈なども通達・通知されます．通達と通知の違いは，通達は行政機関（各大臣や長官など）がその所轄する業務について所管の行政機関に命令あるいは下達するものであり，通知は特定あるいは不特定多数の人々に特定の事項を知らせる行為とされています．行政指針（行政ガイドライン）は，医学研究などに対する規制を示し法的拘束力はないものの実質的には重要な規制手段となっているようです．学会などの自主規制規範としては各々の学会が作成している診療・治療ガイドラインが挙げられます．これにも法的拘束力はないのですが医療過誤などの裁判上での過失認定の基準とされ事後における実質的な法的意義を担うことになるようです（米村 2016 p.7-9）．

医行為，医業とは何か

医師法 17 条では「医師でなければ，医業をなしてはならない」と規定され，医師の業務独占（医業独占）を明記しています．同条違反は，3 年以下の懲役または 100 万円以下の罰金となります（医師法 31 条 1 項の 1）．しかし医師法のなかに医業の定義は記載されていません．一般的に医業とは「医行為を業とすること」を意味しますが，では医行為とは何かとの問題になってきます．厚生労働省の通知（平成 17 年 7 月 26 日 医政発 0726005 号）において医行為とは「医師の医学的判断及び技術をもってするのでなければ人体に危害を及ぼし，又は危害を及ぼすおそれのある行為」とされ，医業とは「医行為を反復継続する意思をもって行うこと」とされています．通説・判例でも医行為は「医

師が行うのでなければ保健衛生上危害を生ずるおそれのある行為」とされています．医行為は，医学的判断と医療技術の双方を必要とする事実行為といえるのです．

　医行為は，そのなかで危険性が高く医師以外の者が実施することを完全に禁じている絶対的医行為（たとえば外科手術）と危険性がそれほど高くなく医師の指示によって医師以外の医療従事者がなし得る相対的医行為とに分けられています．両者の境界は不変ではなく，たとえば，静脈注射に関して，以前は医師が自ら行うべき業務（絶対的医行為）であること（厚生省医務局長通知 昭和26 年 9 月 15 日 医収第 517 号）とされていましたが平成 14 年 9 月 6 日に取りまとめられた「新たな看護のあり方に関する検討会」中間まとめの趣旨を踏まえ，医師の指示のもとに保健師，助産師，看護師および准看護師が行う静脈注射は，保健師助産師看護師法 5 条に規定する診療の補助行為の範疇として取り扱うものとする，と通知され相対的医行為に解釈変更をされています．

　時代に適合した医行為の範囲について，平成 17 年に厚生労働省は，介護の現場で医行為か否かの判断に疑義の生じている行為について原則として医行為ではないと考えられるものを通知しています（平成 17 年 7 月 26 日 医政発第0726005 号）．**表1** に医行為に該当しない行為を示しました．表中の⑤以下には実施にあたり制限のある行為もみられるので本通知を熟読することが必要といえます．また，社会福祉士及び介護福祉士法 2 条 2 項と同法施行規則 1 条によって医師の指示の下で行われる行為として，口腔内ならびに鼻腔内，気管カニューレ内部の喀痰吸引，胃瘻または腸瘻による経管栄養，経鼻経管栄養が認められています．

医行為（医療行為）の適法要件

　法律家の書籍や論説などでは，侵襲を伴う医療行為の法的性質は，原則として傷害罪（刑法 204 条）の構成要件に該当するものであり，そこになんらかの要件や制約が加わることでその違法性が阻却されると考えるのが一般的であると述べられています（米村 2016 p.168, 初川 2016 p.81-4, 平野 2018 p.139）．われわれ医師の思いは，医療行為は人の健康を維持するあるいは疾病を治癒・回復させるために行うものであり，およそ傷害などとの考えはもち得ないと思うのですが法

表1 医行為ではないと原則考えられる医療・介護現場の行為

① 水銀体温計・電子体温計で腋下の体温計測および耳式電子体温計で外耳道での体温測定
② 自動血圧測定器で血圧を測定する
③ 動脈血酸素飽和度を測定するためパルスオキシメータの装着（新生児以外，入院不要の者）
④ 軽微な切り傷，擦り傷，やけどなどで専門的な判断や技術を必要としない処置をする（汚物で汚れたガーゼの交換を含む）
⑤ 皮膚への軟膏塗布（褥瘡処置を除く），皮膚への湿布貼付，点眼薬点眼，一包化された内用薬の内服，坐薬挿入または鼻腔粘膜への薬剤噴霧の介助
⑥ 爪に異常はなく周囲の皮膚にも病変がなく，かつ糖尿病などの専門的な管理が必要でない場合，爪切りややすりがけする
⑦ 重度の歯周病などがない場合の日常的な口腔内の刷掃・清拭で歯ブラシや綿棒または巻き綿子などを用いて歯，口腔粘膜，舌に付着している汚れを取り除き，清潔にする
⑧ 耳垢を除去する（耳垢塞栓の除去を除く）
⑨ ストマ装具のパウチにたまった排泄物を捨てる（肌に接着したパウチの取り替えを除く）
⑩ 自己導尿を補助するためカテーテルの準備，体位の保持などを行う
⑪ 市販のディスポーザブルグリセリン浣腸器を用いて浣腸する

「医師法第17条，歯科医師法第17条及び保健師助産師看護師法第31条の解釈について（通知）」（医政発第0726005号 平成17年7月26日）から著者作成

　律家の間ではそのような発想はないように思われます．法律家が議論を進める際，侵襲的医療行為は一般的には傷害罪の構成要件に該当することが前提になっているようです．この辺りも医師と法律家の話が噛み合わない部分であろうかと思われます．

　傷害罪に該当するとの前提から，医療行為が適法とされるためには以下に示す3要件を満たすことが必要とされることは，法律家の間でほぼ一致しています．つまり，①医学的適応性，②医術的正当性，③患者の同意の3要件です．①と②の概念は重複する部分も多くなかなか理解しづらいのですがここでは手嶋による解説（手嶋 2016 p.44-5）を援用しながらこれらについて考えていきます．

　医学的適応性とは，疾病の治療・軽減，疾病の予防に代表されるように医療技術を適応することが許容される性質を指しています．ある医療行為を行うことが患者にとって利益となる場合に適応性があると判断されることになりま

す．治療行為がその患者の生命や健康の維持あるいは回復のために必要と判断されるときには，その治療行為は医学的適応性を満たしていると考えるのです．たとえば，腹痛と黄疸があり検査の結果，胆嚢癌が判明した患者に治療を開始することが医学的適応性があるといえるのです．

医術的正当性では，ある医療行為が医学的に認められた方法，具体的にはその医療行為（たとえばある治療）がその当時における医療水準に合致した方法で行われることが必要になっています．逆に述べると，いまだ確立していない実験的な治療法を用いることは治療行為として原則許容されず違法となる可能性が高いのです．前記患者の胆嚢癌に対して開腹手術を施行することが医術的正当性に該当します．

医療行為を受ける患者の同意が必要なことは当然です．患者の同意は自己決定権にもとづくものです．また，患者の同意は黙示なものでもよいとされています．ある治療行為が患者にとって必要不可欠なものであっても患者本人がこれを望まない場合にはそれを行うことは許されません．前記胆嚢癌患者に対して病名を告知したうえで手術の同意を得ることが患者の同意に該当するのです．

患者の同意を欠く場合には専断的治療行為とされ刑事・民事責任を問われる可能性があるそうです．ただし，精神科診療における措置入院や感染症予防などのように強制治療が認められる場合には，患者本人の同意は不要とされています．未成年者のように患者が医療を受けるための同意能力を欠く場合には，親権者（両親）や後見人等による代諾が必要となります．また，意識不明の患者が搬送され緊急手術を必要とする場合，患者からの同意を得ることは困難ですが「患者に意識があるならばこの手術に同意したに違いない」という推定的同意を持って手術を行うことは違法とされないでしょう．

これら3要件が揃うことで侵襲的医療行為が傷害罪に該当する違法性から阻却されることになるのです．刑法上では正当業務行為（刑法35条）として適法なものとされるのです．われわれ医師にとってこの3要件は当たり前のことです．医師ならばある患者を診察したとき，疑われる疾病を考え適切な検査を行い医学的に正しい治療を行うことは当然であり，その際に患者に病態を説明し検査や薬物療法開始の同意を得ることは通常の業務であり，この3要件が頭に浮かぶことなどはあり得ないのではないでしょうか．この3要件について

JCOPY 498-04894

は普段の診療では特に問題とならないのですが，医療事故や医療過誤が発生し裁判という場面に遭遇すると，当該医師の医療行為が違法なのか適法なのかの判断基準に援用される危険性があるといえるのです．

刑法204条（傷害）：人の身体を傷害した者は，15年以下の懲役又は50万円以下の罰金に処する．
刑法35条（正当行為）：法令又は正当な業務による行為は，罰しない．

医師と患者との関係
（医療契約について）

CHAPTER 2

　診療行為は法律上では契約という縛りを受けることから医師あるいは医療機関ならびに患者には契約上の種々の義務が発生します．ここでは，われわれ医師が知っておくべき医療契約あるいは診療契約について解説を進めていきます．

医療契約（診療契約）について

　われわれ医師は，実際の診療で患者が医療機関を受診しそれに対して診断や治療などの医療行為をごく自然に行っているのですが，法律からみますとこの医師・患者間における診療は契約という形態で解釈されることになっています．つまり，医師と患者との関係は法的に解釈すると契約関係（医療契約，診療契約）で結ばれるということになるのです．

　医療契約とは，医療側（医師・医療機関）が疾病の診断・治療その他の医療の提供義務を負う一方で，患者側が報酬支払義務などを負うことを主たる内容とする有償・双務・諾成契約とされます．そして医療行為は，通院から診断，治療，入院を含め多数の医行為をすべて包括する抽象的な単一契約であり継続的契約とも解されています．医療契約は，成立時にはその内容が未確定であり診療を通じて内容が順次決定されていく性質を有しています（米村 2016 p.93-4）．わかりやすく述べますと，初診の段階ではいかなる疾病を持っているのかわからず病歴聴取や問診などを通じてその後の検査などが確定していくという意味で未確定であり，検査を進めていくうちに次の検査や治療が決まるように医療行為が順次決まっていくということになるのです．しかしながら，原則として厚生省令「保険医療機関及び保険医療養担当規則」（昭和32年4月30日 厚生省令第15号）の内容が保険者（患者）と保険医療機関との契約内容になると考えられています（甲斐 2019b p.1-20〔峯川浩子. 社会保険医療と診療契約論〕）．

　人間ドックや健康診断などのように治療を目的としない行為も契約に基づくと考えられます．医療契約はいつ成立するかというと，患者が医療機関を受診

JCOPY 498-04894

し診療申し込みを行い医療側がこれを承諾したときです．しかし医療側には応招義務が存在することから，実質的には患者が診療を申し出たときに医療契約は成立すると考えてよいでしょう．ちなみに，医師が通りがかりに急病人を診察したときには医療契約は成立せず，民法上の事務管理（民法697条）あるいは緊急事務管理（民法698条）が適用されることになります．

- 双務契約：双方に権利義務関係が生じる契約．
- 諾成契約：当事者の申し込みとこれに対する承諾のみによって成立する契約．たとえば物を買うとき，消費者（当事者）がこれを欲しい，買いたいと申し込み，店側が売りますと承諾することで成立する売買などが該当します．
- 事務管理（民法697条）：他人の事務を行う義務はないのですが，好意で他人の事務を肩代わりして行うことです．たとえば長期不在の隣家の窓ガラスが強風で破損したときに善意で隣家に代わって業者を呼んで窓ガラスを修理する場合などが該当します．
- 緊急事務管理（民法698条）：緊急性が高い場合に行う事務管理です．重大な過失がなければ結果が不良でも損害賠償を負わないとされています．

　医師・医療機関と患者の間で締結される医療契約は，通説では準委任契約として性質決定されています．しかし，契約などに関する民法の条文には医療あるいは診療に関する医師・医療機関と患者間の法的関係を含めた契約について規定しているものは存在しません．そもそも委任あるいは準委任という法律用語をどう理解したらよいかをまず考えていきましょう．委任とは，民法643条に規定されており，「委任は，当事者の一方が法律行為をすることを相手方に委託し，相手方がこれを承諾することによって．その効力を生ずる．」とされています．準委任は，民法656条に「この節の規定は，法律行為でない事務の委託について準用する．」とされています．医療行為は，事実行為に該当することからこの準委任契約と解されるのです．

　われわれ医療人としては，この準委任という法規制が医療現場に持ち込まれることに釈然としない思いもあるのですが，法律家の間でも準委任契約とすることに異論があるようです．契約とは，対等な立場にある両当事者が一定の合意に達し納得することで両者の権利義務関係が成立するのですが，医師・患者間の関係にはその契約の前提が欠落していることが少なくなく（たとえば，診療を求めてくる患者に対して医師は原則としてそれを拒むことができない），

いわゆる通常の契約とは大きく異なっていることは明らかです．樋口は，準委任契約は当事者同士が対等であることを前提としていることなどから，医療契約を準委任契約と構成すべきではないと主張しています（樋口 2007 p.9-26）．**表2**にその点に関する樋口の主張をまとめています．医療関係者としては樋口の指摘には首肯できる部分が多いのではないでしょうか．川﨑は，医師の立場から「保険医療は契約ではない」との表題で舌鋒鋭く医師・患者関係とは司法が唱える契約ではなく，医療側では，医療システムを動かす信頼・信認関係と捉える，と論じています（甲斐 2019b p.43-63〔川﨑富夫. 保険医療は契約ではない〕）．

医療契約で医師あるいは医療機関は，結果債務（疾患の治癒を約束する義務）ではなく手段債務（患者の治癒や改善に向けた適切な手段を講じるべき義務）を負うとされています．患者が不幸にして死亡したからといって直ちに医療側に契約の不履行があるということにはなりません．適切な治療を怠り患者に損害を与えた場合にその契約責任を問われることになるのです．詳しくは第6章「医療過誤に関連する法律（民事）」，第7章「医療過誤に関連する法律（刑事）」を参照してください．

表2 医療契約を準委任契約とする説への疑問点 （樋口による）

① 民法の委任規定はわずか13箇条にすぎず，これで複雑な医療の実態を網羅できるのか．

② 契約に対して民法は両当事者の合意を前提とするが，医師には応招義務が課せられ，診療せざるを得ない状況が残る．

③ 契約は，当事者のどちらからでも，またいつでも終了できるが，医療では医師のほうから治療途中でその関係を終了してよいのか，また終了できるのか．

④ 民法は，委任者の請求があるときに受任者の報告義務を定めているが，医療では患者が請求しなくてもさまざまな説明を進んで行うのが医師の義務ではなかろうか．

⑤ 民法の契約の規定では，原則として契約をする両当事者が対等な関係にあることを前提とする．しかし，医師と患者の関係は決して対等ではあり得ない．

⑥ 医療契約は，個人の医師ではなく患者と病院（医療法人など）間での締結と解される．医師は履行補助者に過ぎない．しかし専門家たる医師には一定の裁量が与えられており，ここに矛盾を生じている．

樋口範雄. 医療と法を考える（樋口 2007）. 第1章 医師・患者関係の性格. p.9-26 から著者作成

JCOPY 498-04894

医療契約をめぐる論争

医師にとって契約という概念は馴染みの薄いものであり準委任契約といわれてもなかなかその内容を理解しづらいと思います．契約といっても民法上では13の類型があり医療に関する契約がどれに該当するのかについて長年の論争があるようです．ここでは村山の論説[1]を援用して諸説を概観していきます．

① 雇用契約説：患者を雇用者，医師を被用者とする雇用契約であるとする見解ですが現在はこの説を支持する論者は皆無とされています．

② 請負契約説：一方の当事者（医師）が相手方（患者）に対し仕事の完成を約し他方がこの仕事の完成に対する報酬を支払うとの考えであり，診療債務は治癒や成功という結果を達成する結果債務とみなすことになります．しかしながら，たとえば手術でもその結果が必ずしも成功に終わるわけではなく医療の不確実性を考慮しますと，この結果債務を医療に課すのは無理があるでしょう．請負契約説は少数派ですが，美容整形などはこの請負契約説で説明ができるようです．

③ 準委任契約説：委任契約のうち法律行為以外の事務を処理するものであり，医療行為は法律行為ではなく事実行為に該当するので，その医療を行う契約は準委任契約に該当するとの立場です．準委任契約も委任契約の規定を準用しており両者に法的違いはないとされています．準委任契約では診療債務を手段債務（結果を問わず適切に医療を実施すること）として捉えています．

④ 混合契約説：いくつかの契約が混在しているとする説．請負契約と準委任契約の混合との考えが多いです．

⑤ 無名（非典型）契約説：民法に定める13の契約に当てはまらない独自の非典型（無名）契約です．

医療契約の当事者

医療契約の一方の当事者は当然患者であり，もう一方の当事者は個人開業ならばその医師（医療法人化していればその医療法人），病院などの組織では病院等の開設者になります．医療機関などに勤務する医師は，その施設の開設者等

の履行補助者とされ契約の当事者にはなりません．なぜかというと，診療報酬の権利義務は患者と医療機関との間で成立すること，担当医となる勤務医は転勤などでしばしば変更することがあるからです．問題は患者側の要件です．患者本人に意思能力や行為能力（診療費を支払うなどの能力）がある場合には医療契約の当事者となることに問題はありません．しかし，意識障害のある者や精神障害者，認知症に罹患している者，乳幼児などでは意思能力や行為能力を欠く場合が多く，医療契約の当事者を誰にするかについて確立した法的規定はないといえます．一般的には同伴してきた家族や親族，友人などの第3者が診療申し込みをすることになりますが，当事者に該当するか否かは難しい問題のようです．以下に想定されている解釈を述べていきます．

① 夫婦の場合には一方の配偶者が代理として医療契約を締結できるとの見解があります．意思能力のない子どもの場合には親権による代理が可能とも解されていますが，これに関しては法的解釈に議論が多いようです．

② 第3者，たとえば非近親者（知人など）によって医療機関に運ばれ診療を求められた場合には，第3者の事務管理（民法697条）に基づく医療契約が成立するとの考えがあります．

③ 救急医療などで救急隊や警察によって搬入されてきた場合には，緊急事務管理（民法698条）が適用できると解されています．

④ 意思能力や事理弁識能力の喪失した認知症患者に限定した上で医療契約について明記した規定はありません．医事法では認知症の法問題について認知症と限定した上での規定はなく一般的には「意思能力を欠く状態の問題」として扱われるのが通常とされています（手嶋 2016 p.332）．

著者の私見では，前述の民法697条と698条を熟読しても管理者の義務やその範囲を規定したものにすぎず，この条項で診療の同意が得られるのかあるいは得られているのかについて読み取ることができないように感じています．医療行為に関する特別法や基本法がないことから法律家は民法をしばしば援用した議論を進めますが，医療人としてはなかなか理解しがたい法解釈が頻繁にみられることは残念といわざるを得ません．

民法697条（事務管理）：義務なく他人のために事務の管理を始めた者は，その事務の性

質に従い，最も本人の利益に適合する方法によって，その事務の管理をしなければならない．

2　管理者は，本人の意思を知っているとき，又はこれを推知することができるときは，その意思に従って事務管理をしなければならない．

民法698条（緊急事務管理）：管理者は，本人の身体，名誉又は財産に対する急迫の危害を免れさせるために事務管理をしたときは，悪意又は重大な過失があるのでなければ，これによって生じた損害を賠償する責任を負わない．

医療側からみた医療契約の内容

医療側と患者側双方に契約の当事者としての義務と権利が発生します．特に医療側の義務は多岐にわたります．たとえば，応招義務や診療義務，診断書・各種証明書の作成・交付義務，守秘義務，処方箋交付義務などがあります．これらに関しては第3章「診療現場で知っておきたい医師の法的義務」で詳しく解説をしています．医療側は患者に適正な医療を提供する義務を負うことになりますが，それは手段債務であって結果債務ではありません．適正な医療を提供・実施できれば結果が不良であっても債務不履行に問われないのが原則になっています．

- 手段債務：適正な医療を提供，実施すること，結果の良否によらない．
- 結果債務：治癒などの有益な効果を実現することを約束すること．治癒を目的とする責任（債務）を持つこと．

ここでは，医療過誤などの際に問題となることが多い注意義務の概要について解説を行います．医療契約は準委任契約であることは前述しましたが，そのなかで医師には医療に関する専門家としての注意義務が課せられています．民法644条には「受任者は，委任の本旨に従い，善良な管理者の注意をもって，委任事務を処理する義務を負う．」と規定されており，これを善良な管理者の注意義務（善管注意義務）と呼んでいます．受任者を医師，委任事務を医療行為に置き換えますと「医師は，委任の本旨に従い，善良な医師の注意をもって，医療行為を行う義務を負う」ことになります．

法律上の注意義務 (前田 2020 p.228-30) は，以下のように説明されています.

① 社会に有害な結果を発生させないように一定程度の注意をなすべき義務である.

② この義務に違反することが通常の過失とされる，義務違反で患者の生命や身体に危害を加える結果になると民事・刑事上の責任が発生する. 医療行為は反復，継続する業であることから業務上の過失を構成する.

③ 注意義務として結果予見義務と結果回避義務が含まれる. 前者はある結果をあらかじめ予測する努力を指し，後者は結果が発生することをどれだけ回避する対策を講じたかを意味する.

④ 医師には高度の注意義務が課される，これが医療過誤の方向性を左右することになる.

患者側からみた医療契約の内容

患者側の義務としてまず診療報酬支払義務が挙がります. 診療報酬額は厚生労働省によって決められているので任意での変更はできませんが，自由診療ではその契約内容に委ねられることになります. 診療協力義務も発生します. 問診に答える義務や受診義務，診療行為に協力する義務，療養方針を遵守する義務などがありますが，医療の現場ではそのような義務にかかわりなく診療は進んでいくと思います.

医療水準という考えかた

医師は，医療水準として確立されたレベルにおいて最善，最良の注意義務を課せられています. 逆に述べますと，この医療水準に達していない治療などを行うと注意義務（善管注意義務）違反となり損害賠償責任が発生します. ではこの医療水準とは何を指しているのでしょうか. ここでいう医療水準とは法領域における概念であり，①学問としての医療水準，②臨床医学の実践における医療水準に分けられています. ①は，医学の最先端あるいは研究レベルにおける水準を示し，②は実際の医療現場で普遍的に行われている程度の水準を意味しています. 最善の注意義務を果たしたか否かの基準となるのは臨床医学の実

践における医療水準である，と初めて認定したのは昭和 57 年 3 月 30 日の最高裁判決であり，いわゆる未熟児網膜症訴訟（高山日赤病院事件）と呼ばれるものです．この時点では，判決は医療水準の内容がいかなるものであるかについて具体的に言及をしていなかったのですが，以降，医師の過失判断の基準となるのはこの臨床医学の実践における医療水準となっており，その基準が今日に至るまで使用されています（ただし，最近の最高裁の判決は，医療水準よりも医学的知見という用語を好んで使用しているようです）．この医療水準に絶対的基準はなく，その医師のおかれている諸条件，たとえばいかなる専門分野に従事しているのか，個人開業か勤務医か，所属医療機関の性格（大学病院なのか市中総合病院なのかなど），医療機関の地域特異性（都会か地方か，また離島なのか）等を考慮しながら決定されることになります．この医療水準が相対的な基準であることを明らかにした判決が，同じく未熟児網膜症訴訟における姫路日赤病院事件での最高裁判決なのです（最二小判 平成 7 年 6 月 9 日）．ここでは「ある新規の治療法の存在を前提にして検査・診断・治療等に当たることが診療契約に基づき医療機関に要求される医療水準であるかどうかを決するについては，当該医療機関の性格，所在地域の医療環境の特性等の諸般の事情を考慮すべきであり，右の事情を捨象して，すべての医療機関について診療契約に基づき要求される医療水準を一律に解するのは相当でない」とされています．法的にはそのように考えられているようですが，医療の現場からみますと，医療行為は複雑多岐にわたる要素からなされるものであり，たとえば治療に対する患者の反応も多様性を示すなど一般的な基準を設定すること自体に意味があるとは思えません．

　ところで，実臨床で臨床医学の実践における医学水準を満たしているか否かを考える際，われわれ医師は何を基準としたらよいのでしょうか．初川は，以下のものを挙げています（初川 2016 p.19-20）．

① 医薬品の添付文書や厚生労働省の文書．特に前者に従わなかった場合には合理的な理由がない限り医師の過失が推定される．

② 治療に関連した法律や関係官庁の通達．これらには強制力があり従わなければならない．

③ 医学雑誌などに掲載されている情報や知識．教科書などは一般的基準を示している（著者註：診療・治療ガイドラインもこれに該当すると思います）.

また，医療水準に達していない医療行為については，医師にその実施義務はない，患者にその存在を知らせる義務もない，その医療行為を行っている医療機関への転送（転医）義務もない，と述べています．たとえば著者は認知症診療に従事していますが，科学的根拠のないサプリメント治療を宣伝する医療機関に紹介して欲しいと家族から希望された場合，法的な立場からは紹介状を作成する義務はないことになります．医薬品の添付文書に関しては，製薬企業が法的責任を免れるために細々と不要なあるいは相反する事項まで記載していることから，どこまで実臨床で役に立つのかは疑問であり，これに全面的に依拠した薬剤の使用が正当であるのか否かは別問題であろうと思います．

医療契約の終了

前述の村山の論説[1] では，医療契約の終了の原因として以下の4つを挙げています．

① 医療の完了：医療の目的が達せられたとき，つまり医療が完了したときに終了となります．これは必ずしも全治したときを意味するものではないとされています．

② 当事者による解約：患者は理由を示さずにいつでも自由に医療契約を解約することができるとされています．たとえば，通院中の患者があるときから通院が途絶えた場合にはこの解釈が成り立つといえます．一方，医師には応招義務があるため，正当事由がなければ医師側から理由なく解除することは事実上不可能と想定されます．

③ 当事者の死亡：当事者の医師（個人開業）あるいは患者の死亡にて医療契約は終了しますが，医療機関の担当医が死亡しても医療契約は終了をしません（医療契約は患者と医療機関の開設者との間での契約だからです）．開設者の死亡や医療法人などの解散，医療機関の開設取消しの場合には医療契約は終了となります．

④ 医師資格の喪失：これは当然のことと思います．

一方，米村は，医療契約は準委任契約として両当事者からいつでも理由なく解除することができるとし，応招義務は契約締結と無関係であることならびに

JCOPY 498-04894

診療継続義務を含むものと解するべきではないことから，両者の信頼関係が崩壊している場合には医師側の任意解除も肯定されるべきである，と述べています（米村 2016 p.101）．医師でもある米村の意見は傾聴に値するものと思います．

患者の自己決定権とは何か

わが国におけるインフォームド コンセントの概念の広がりとともに自己決定権なる概念が法律構成として機能してきています．しかしながら，一口に自己決定権といっても憲法学上を含めていまだ議論が固まっているわけではありません．初川は，自己決定権とは，自己の意思に反して自己の身体に何らの侵襲を受けない権利と解しています（初川 2016 p.26）．米村によると自己決定権は，①自己決定は，原則として本人により積極的に表明される必要がある，②一定の事項の説明を怠った場合は自己決定の機会を奪ったものとして自己決定権の侵害となる，③説明の内容・態様としては自己決定が適正になされるよう種々の背景的知識を含む詳細な説明を要する，という特徴を有するとしています（米村 2016 p.130）．土屋は，患者の自己決定権の具体的内容として，①侵襲的医療行為に対して同意・承諾を与える権利，②治療方針を選択する権利，③医師に情報・説明を求める権利，を挙げています（樋口, 岩田 2007 p.331-47〔土屋裕子. 医療訴訟にみる患者の自己決定権論〕）．

患者が自己に対する医療行為に関して自己決定ができるに至るまでの説明義務が仮に医師側にあるとしても，どの範囲までが説明義務に該当するのかについて定立した考えはないようです．また，高度な専門的知識を必要とする治療についての決定を患者に全面的に委ねることは患者にとって必ずしも最善のことではないと思われます．「治療を含めて先生にすべてお任せします」という患者の自己決定権も成り立ち得るといえます．患者の自己決定権と次に述べます医師の裁量との関係に基づいてどのように折り合いをつけるべきかの問題も十分議論されていません．

医療側が患者に十分な説明を行わず施行した治療が結果としてプラスに働いたとしても，患者の自己決定権を侵害したとの理由で医療側は損害賠償（慰謝料）の責任を問われることになる（初川 2016 p.139-40）と述べられていますが，現実的には医師・患者間の信頼関係が壊れていない限りそのような事態の発生は

まず考えられないでしょう．患者は，自分の病気を治して欲しい，よくしてもらいたいとの希望で治療を受けるわけであり，結果が患者の望み通りになったのに自己決定権が侵害されたと考え医師を訴えることはまずあり得ないでしょう．法律家の論述は現場の医療とかけ離れた法解釈，机上の論理によることが多いように感じます．

判例からみる自己決定権

　自己決定権に関する重要な裁判例がありますので，以下で紹介をしていきます．

　東大医科研病院事件：エホバの証人の信者である女性が悪性肝臓血管腫と診断され，ある医療機関に入院をして手術を受けることになりました．患者ならびに夫は，宗教上の教えから絶対的無輸血（いかなる場合にも絶対に輸血をしない）という信念を持っており，輸血を受けることができない旨を医師らに伝え患者と夫の連署で免責証書を手渡していました．一方，病院側は相対的無輸血（可能な限り輸血はしない）との方針を採用していました．術中腫瘍を摘出した段階で約 2,245cc の出血があり輸血をしないと救命できないと医師が判断して上で輸血を決行しました．術後，患者ならびに家族から病院開設者に対しては債務不履行による損害賠償，執刀医らには不法行為による損賠賠償の訴訟が起こされた事案です．一審の判決は，「患者の救命を最優先し，手術中に輸血以外に救命方法がない事態になれば輸血する…略…医師の前記救命義務の存在からして，ただちに違法性があるとは解せられない」として原告（患者側）の敗訴としています．高裁の判決は，「被告らは相対的無輸血の説明を怠り，その結果，原告は，絶対的無輸血の意思を維持して当該病院での診療を受けないこととするのか，あるいは絶対的無輸血の意思を放棄して当該病院での診療を受けることとするかの選択の機会（自己決定権行使の機会）を奪われ，その権利を侵害された」と自己決定権を認め．被告（医療側）に慰謝料の支払いを命じています．最高裁では，「輸血を伴う医療行為を拒否するとの明確な意思を有している場合，このような意思決定をする権利は，人格権の一内容として尊重されなければならない」「被告らは，説明を怠ったことにより，原告が輸血を伴う可能性のあった本件手術を受けるか否かについて意思決定をする権利を奪っ

JCOPY 498-04894

たものと言わざるを得ず，人格権を侵害したもの」と判断し被告らの不法行為責任を認定しています[2].

つまり，「患者の自己決定権」と「人の生命」の比較で一審判決は後者が，高裁判決では前者が重視され，最高裁判決では「患者の自己決定権」が「患者の人格権（宗教的信念）」に置き換えられ，「患者の自己決定権」全般ではなく，「患者の宗教的信念に基づく人格権」として論じられています（塚田, 前田 2018 p.192 〔黒澤英明, 前田和彦. 第 11 章 特別な配慮を要する医療〕）. 最高裁がいう人格権と自己決定権が同一のものを指しているのか否かは不明です. ただし，ここでいう人格権は宗教的信念との括弧付きですから一般的な患者の自己決定権とは異なるようにも解釈されます.

医師の裁量

医療の現場では医師個人の専門的知識に基づく広範な裁量行為によって診療が進むことが多く，検査の要否やその時期，治療の要否や開始の時期，治療方法の選択などの決定において医師の裁量に任されることも少なくありません. たとえば薬物療法を開始する際，対象患者には体重や肝腎機能などを含めて個人差が存在しており，これらを見極めて最適・最善の治療を提供するのが医師の役目ですから，各患者において臨機応変な治療が要求されるのは当然のことです. 医師は，治療の「さじ加減」を任され，これが医師の裁量といわれるものです. この裁量に関して現行法規上では明文化されたものはありませんが，法解釈上や判例をみますと医師には裁量が広く認められています. 権利として法規定がなされていないことから医師の裁量権ではなく医師の裁量というべきです.

医事法辞典 （甲斐 2108b） の「医師の裁量」をみますと，①医療行為の妥当性を自らの意見によって判断し，処理することを医師の裁量という，②医業を独占する医師の裁量は広いが無制限ではない，③医師は医療行為を行うにあたり，医療水準を満たすかぎりにおいて裁量を有している，④刑事医療訴訟においても医師の裁量は注意義務違反の有無の分水嶺となる，とされています.

患者の自己決定権と医師の裁量の相克

　最近は患者の自己決定権が強調されてきており，医療の現場では医師の裁量と患者の自己決定権が対立する場面が想定されます．たとえば，2つの治療選択肢があるとき，医師はAという治療法が最適と考えるのですが患者はBという治療を選択したいと希望した場合，医師の裁量によってAを選択するのか自己決定権を尊重してBという治療法を選択するのか難しい判断を迫られることになります．Aを選択した結果，治療が不成功に終わったあるいは不幸な転帰を辿った場合には医療訴訟という事態になるかもしれません．

　患者による自己決定権と従来からの慣行として医師の裁量が相克する場合，患者の選択した治療方針が無条件に医師側に受け入れられるわけではなく，患者の選択に合理性がないと判断されるとき，医師は自らの意思に反して患者の選択を遂行する必要はないといえます．土屋は，患者の選択が医学的見地から不合理とはいえず，一時的感情的なものではない，理性的な熟考に基づくものである場合には，原則として医師は患者の選択を尊重しなければならない．しかし，患者の希望する療法の実施を医師に強要する性格を持つ患者の自己決定権は否定される，と述べています．また，医師は患者に対する情報の提供と対話を尽くし，自らが医学的に最善と考える治療方法を選択するよう説得すべきであるとの見解が学説上多くみられるそうです（樋口，岩田. 2007 p.339-40〔土屋裕子. 医療訴訟にみる患者の自己決定権論〕）．

　実際の診療現場では，患者の選択した治療法を医師側が受け入れられない場合には，その治療が待機的なものならば患者の望む治療を施行している医療機関への転医を穏便に勧めるしか選択肢はないと思われます．一方，緊急を要する治療の場合に現場の医師がどう対応すべきかは悩ましい問題としかいえず，さらに事後にいかなる法的評価を受けるか，つまり医療訴訟などの問題に発展するのか否かも未解決の課題といえます．

[参考文献]

1)　村山淳子. 医療契約論―その実体的解明―. 西南学院大学法学論集. 2005; 38 (2): 61-91.
2)　岩志和一郎. 輸血拒否―東大医科研病院事件. 医事法判例百選 第2版. 別冊 Jurist 219. 有斐閣; 2014. p.80-1.

CHAPTER 3

診療現場で知っておきたい 医師の法的義務

　医師法では医師に対して種々の義務規定を定めています．ここでは，医師が診療を進める上で知っておくべき法的義務について解説を行います．また，医療過誤と関連する医師の義務についても併せて考えていきます．

応招義務とその問題点

　表3 に医師に課せられている主な義務を列挙しました．医師法 19 条 1 項には「診療に従事する医師は，診察治療の求があつた場合には，正当な事由がなければ，これを拒んではならない．」と定められています．診療に関する義務として知られる応招義務と呼ばれるものです．この応招義務に関しては多くの疑義や問題点が指摘されてきており，たとえば，診療を拒むことができる正当な事由とはいかなる場合が該当するのか，診療を拒否することで法的責任を負う可能性はあるのか，などが挙げられています．応招義務は，公法上の義務であり民・刑事上の効力を有していないとするのが通説であり，応招義務によって民事上の賠償責任や刑事上の刑罰は発生しないとされていますが，実際には救急診療での診療拒否などの医療裁判においてこの応招義務の可否が援用され医師の法的責任が追及される場合もあります．たとえば，交通事故による両側肺

表3　医師または医療過誤からみた主な医師の法的義務

- 応招義務（医師法 19 条 1 項）
- 診断書の交付義務（同法 19 条 2 項）
- 無診察治療などの禁止（同法 20 条）
- 異状死体の届出義務（同法 21 条）
- 処方箋の交付義務（同法 22 条）
- 療養指導義務（同法 23 条）
- 診療録記載・保存義務（同法 24 条 1 項，2 項）
- 転送（転医）義務
- 守秘義務
- 情報提供義務・説明義務（法的概念に混乱あり）
- 診療録開示義務
- 病名告知義務

挫傷などを負った救急患者を三次医療機関が受け入れを拒否した事案では,「応招義務は患者保護の側面をも有すると解されるから,医師が診療を拒否して患者に損害を与えた場合には,当該医師に過失があるという一応の推定がなされ,医師において診療拒否を正当ならしめる事由の存在を立証しないかぎり患者の被った損害を賠償すべき責任を負うと解するのが相当である」と判示され不法行為責任による損害賠償を認めています（神戸地判 平成4年6月30日 判例タイムズ802号196-207頁）.

応招義務の歴史的変遷

応招義務の沿革と変遷について水沼が精緻な論説を発表していますので,それを援用しながら簡単に応招義務の成立から今日までの変遷をまとめてみます（甲斐 2019a p.39-64, 甲斐 2019b p.65-112〔水沼直樹. 応招義務の歴史的展開と現代的意義 (1), (2)〕）.

① 明治7年（1874）8月18日文部省が「達」として「醫制」を発布したなかの44条に今日の応招義務に該当する条文を定めたことが始まりになっています. ただし,これは行政上の責任であり法律による義務ではありませんでした.

② 明治8年に改正された醫制では前記44条は削除され,理由は不明ですが応招義務は消滅しています.

③ 明治13年の旧刑法（太政官布告36号）で応招義務が初めて法律上の義務とされ,「醫師穏婆事故ナクシテ急病人ノ招キニ應セサル者」に「一日以上三日以下ノ拘留又ハ二十銭以上一円二十五銭以下ノ過料」を課すとされています. 運用場面は往診に限定されています.

④ 明治41年,旧刑法が現行刑法に改められ,応招義務も警察犯処罰令に継承され,「開業ノ醫師産婆故ナク病者又ハ妊婦,産婦の招キニ應セサル者」に「二十円未満ノ科料」が課されています.

⑤ 前記④による応招義務違反の処分が相当あり,処分する警察官によって処分の有無や内容にばらつきがあったことから医療界の不満が大きく,大正8年に医師の応招義務は旧医師法施行規則（明治39年）に移行され,「開業ノ醫師ニ診察治療ノ需アル場合ニ於テ正当ノ事由ナクシテ之ヲ拒ムコトヲ得ス」と規定され,二十五円以下の罰金となっています. この

JCOPY 498-04894

頃は往診を拒否する事案が数多くあったものと推測されます.

⑥ 昭和8年,旧医師法施行規則が改正され刑事罰が五十円以下の罰金に厳罰化され,その解説には往診だけでなく患者が来院受診した場合にも適用とされています.

⑦ 昭和17年,応招義務は前記施行規則から削除され,国民医療法にて「診療ニ従事スル醫師（略）ハ診療治療ノ需アル場合ニ於テ正当ノ事由ナクシテ之ヲ拒ムコトヲ得ス」と規定され,「開業ノ醫師」から「診療ニ従事スル醫師」に対象が拡大しています.

⑧ 昭和23年,国民医療法は廃止され,今日の医師法のなかで応招義務は「診療に従事する医師は,診察治療の求があつた場合には,正当な事由がなければ,これを拒んではならない.」（医師法19条1項）と規定され,刑事罰は削除されています.削除された経緯は不明ですが,診療の履行を医師の倫理規範に委ね行政処分で対応するとされています.

応招義務における診療を断れる正当な事由に関する変遷

応招義務は,昭和23年7月30日に公布された医師法（法律第201号）19条から派生し,昭和24年9月10日に発出された旧厚生省通知（医発第753号「病院診療所の診療に関する件」）によって「診療に従事する医師は医師法19条に規定してあるように正当な事由がなければ患者からの診療のもとめを拒んではならない.而して何が正当な事由であるかはそれぞれの具体的な場合において社会通念上健全と認められる道徳的な判断によるべきである」と応招義務に関する具体的な言及がなされました.その通知では,具体的な事案として以下の項目を挙げています.

① 医業報酬が不払であっても直ちにこれを理由として診療を拒むことはできない.

② 診療時間を制限している場合であってもこれを理由として急施を要する患者の診療を拒むことは許されない.

③ 特定人例えば特定の場所に勤務する人々のみの診療に従事する医師であっても緊急の治療を要する患者がある場合においてその近辺に他の診療に従事する医師がいない場合にはやはり診療の求めに応じなければな

らない.

④ 天候の不良等も，事実上往診の不可能な場合を除いては「正当の事由」には該当しない.

⑤ 医師が自己の標榜する診療科名以外の診療科に属する疾病について診療を求められた場合も患者がこれを了承する場合は一応正当の理由と認め得るが了承しないで依然診療を求めるときは応急の措置その他できるだけの範囲のことをしなければならない.

つまり過去に診療報酬の不払いがあったあるいは診療時間外である，人手が足りない，天候不良，専門外であることは診療を断る正当な事由に該当しないことを通知しています.また，「診療所の一斉休診の可否について」（昭和30年10月26日医収第1377号）の回答で「診療に従事する医師は，休診日であっても急患に対する応招義務を解除されるものではない」と通知し休診日であっても応招義務が課せられるとしています.さらに36歳主婦の急病に対して往診を依頼された7名の医師が疲労などの理由で往診を断った事案で旧厚生省は，①医師法19条にいう正当な事由のある場合とは，医師の不在または病気等により事実上診療が不可能な場合に限られる，②医師法19条の義務違反を行った場合に罰則の適用はないが医師法7条にいう「医師としての品位を損するような行為のあったとき」にあたり反覆する場合には医師免許の取消または停止を命ずる場合もあり得る，と回答しています（昭和30年8月12日医収第755号「所謂医師の応招義務について」）.平成30年4月27日医政医発0427第2号でも医師法19条の「正当な事由」とは医師の不在または病気等により事実上診療が不可能な場合に限られることを再確認しています.

2019年に通知された応招義務の新しい法的解釈

前述のように応招義務について議論が絶えない状況のなかで厚生労働省は，現在の医療提供体制の変化や医師の労働条件などの問題から，以前に通知していた応招義務の解釈を見直し，どのような場合に診療の求めに応じないことが正当化されるのか否かについて「応招義務をはじめとした診療治療の求めに対する適切な対応の在り方等について」（医政発1225第4号）[1]によって応招義務の法的性質を明確化する行政通知を出しています.今回の通知は，昭和23

年に定められた医師法における応招義務について今日の医療状況，とくに医師の働きかた改革などを見据えた上での整理を求められていることが起点になっているようです．

　ここでは，応招義務の新しい解釈について解説をします．この通知では，「1 基本的な考えかた」として，次の 3 点が挙げられています．

① 診療の求めに対する医師個人の義務（応招義務）と医療機関の責務

　医師法 19 条 1 項に規定される応招義務は，医師が国に対して負担する公法上の義務であり医師の患者に対する私法上の義務ではないこと，が明記され，さらに応招義務は，医師個人として負担する義務であることならびに医療機関も正当な理由なく診療を拒んではならないことが追記されています．国は医師に対して基本姿勢として応招義務を求めますが，医師が正当な理由なく診療を拒否した場合には応招義務の問題ではなく診療契約上での問題が発生すると解釈されるようです．

② 労使協定・労働契約の範囲を超えた診療指示等について

　労使協定・労働契約の範囲を超えた診療指示等については使用者（医療機関）と勤務医の労働関係法令上の問題であり医師法 19 条 1 項に規定する応招義務の問題ではない，とされています．抽象的な文言で理解しにくいのですが，勤務医が医療機関から労使協定などで決められた範囲を超えた診療を求められた場合，この診療を拒否しても応招義務違反には該当しない，と付記されています．つまり勤務時間外に診療を求められることは応招義務の問題ではなく労働関係法令上の問題に該当するとされるようです．

　上記の①ならびに②を読みますと，応招義務について正面から議論しているのではなく，応招義務を労働条件や労働契約の問題に転化している印象を受けてしまいます．つまり現在問題になっている医師の働きかた改革の一環として応招義務を捉えているようです．

③ 診療の求めに応じないことが正当化される場合の考えかた

　医師個人あるいは医療機関に課せられた応招義務に違反するか否かの最も重

要な考慮要素は緊急対応が必要な状況であるか否か，つまり当該患者の病状の深刻度によると明記されています．この深刻度以外にも医療機関の診療時間や医師の勤務時間，患者と医師・医療機関との信頼関係も考慮されるべき要素であると指摘しています．

　以上の①から③を通覧しますと，今回の通知は医師の応招義務についての法的解釈よりも医療機関が診療をいかなる場合に拒むことが正当化されるかについて具体的な事態を呈示しながら解説をしているものと思われます．言い換えますと今回の通知は，応招義務に関して法的に性質決定をするのではなく医師あるいは医療機関が診療拒否できる事態をより具体的に整理し示したものといえるようです．

　一方，この通知の根拠となっている「医療を取り巻く状況の変化等を踏まえた医師法の応召義務の解釈に関する研究について」[2]を吟味しますと，以下のことがわかってきます．かっこ（　）内は著者の私見です．
① 応招義務と応召義務のどちらの名称がより適切かに関しては結論を下さず，応招義務との名称・呼称が適切であるとの意見が多くを占めた，と述べるにとどめています（明確な用語決定をされないことに疑問を感じます）．
② 応招義務は，医師法に基づき医師が国に対して負担する公法上の義務であるが，刑事罰は規定されておらず行政処分の実例も確認されていない（しかし実際には応招義務違反を盾に訴訟になっている事案があります）．
③ 応招義務は，私法上の義務ではないことから，医師が患者に対して直接民事上負担する義務を負わないことが確認されるが，実際には応招義務を援用して損害賠償責任に関する過失を認定している裁判例が存在している，とされています（応招義務の可否で民・刑事上の責任を問うことはできないこと，訴訟を起こすことができないことを明確に文言化すべきではないでしょうか）．
④ 応招義務を盾にして医師に長時間労働を求めることは正当ではないとされています（応招義務と医師の長時間労働に緊密な関係はなく，基本的にはこのふたつは別問題ではないでしょうか）．

JCOPY 498-04894

⑤ 応招義務, とりわけ診療を拒む正当な事由に関して過去少なくとも 3 回（昭和 24 年, 同 30 年, 同 49 年）通知が出されており, それらを勘案すると医師や医療機関が診療をしないことが正当化される要件として患者側の要因（病状の重大性・深刻度, 緊急対応の必要性など）と医師・医療機関側の要因（医療提供の困難さ, 医療の代替性の可能性など）が抽出され, このふたつをどう比較考量するかが応招義務の行方を左右することになると指摘されています.

総じてこの研究報告は, 応招義務の性質決定よりも医師あるいは医療機関がいかなる場合に診療を拒否することが正当化されるのかを主眼にしたものといえます. この研究報告の主旨が前述の厚生労働省通知の背景になっていることから両者の内容が酷似するのは当然のことといえます.

話を厚生労働省の通知に戻しますが, 診療を拒むことができる具体例に関しては,「2 患者を診療しないことが正当化される事例の整理」にて述べられて

表4 患者を診療しないことが正当化される事例の整理

1) 緊急対応が必要か不要かで対応は異なる
   医療機関の対応として患者を診療しないことが正当化されるか否か, 医師個人として患者を診療しないことが応招義務に反するか否かについて緊急対応が必要な場合と不要な場合に分けて対応する.
   ① 緊急対応が必要な場合（深刻な病状の救急患者など）
      1. 診療・勤務時間内に診療を求められた場合
         諸条件を総合的に勘案し事実上診療が不可能といえる場合のみ診療しないことが正当化される.
      2. 診療・勤務時間外に診療を求められた場合
         原則, 応急的に必要な処置をとることが望ましいが公法上・私法上の責任を問われることはない.
   ② 緊急対応が不要な場合（病状が安定している患者など）
      1. 診療・勤務時間内に診療を求められた場合
         原則, 患者の求めに応じて必要な医療を提供する必要がある. ただし, 緊急対応の必要がある場合に比べて正当化される場合は諸条件を考慮して緩やかに解釈される.
      2. 診療・勤務時間外に診療を求められた場合
         即座に対応する必要はなく診療しないことは正当化される. ただし, 時間内の受診依頼や他の診察可能な医療機関の紹介などの対応をとることが望ましい.

厚生労働省. 応招義務をはじめとした診察治療の求めに対する適切な対応の在り方等について[1] から著者作成

表5 個別事例での対応のしかた

医療機関として診療をしないことが正当化される，医師個人として応招義務に違反しないと考えられる具体的な事例を以下に示す．緊急対応が必要な場合などについては患者を診療しないことが正当化される事例の整理に従う．

① 患者の迷惑行為
　診療・療養などにて生じたまたは生じている迷惑行為の状況に照らし診療の基礎となる信頼関係が喪失している場合，新たな診療を行わないことは正当化される．

② 医療費不払い
　以前に医療費の不払いがあってもそのことのみで診療しないことは正当化されない．しかし，支払能力があるにもかかわらず悪意を持って支払わない場合などには診療しないことが正当化される．

③ 入院患者の退院や他の医療機関の紹介・転院など
　入院継続が必要ない場合，通院治療などで対応すれば足りるため退院させることは正当化される．病状に応じ高度医療機関から地域の医療機関に紹介，転院を依頼・実施することなども原則として正当化される．

④ 差別的な取扱い
　患者の年齢，性別，人種・国籍，宗教等のみを理由に診療しないことは正当化されない．診療行為が著しく困難であるといった事情（言葉が通じない）が認められる場合にはこの限りではない．合理性の認められない理由（特定の感染症など）のみに基づき診療しないことは正当化されない．

⑤ 訪日外国人観光客をはじめとした外国人患者への対応
　原則，外国人患者についても診療しないことの正当化事由は日本人の場合と同様に判断する．外国人患者は，文化や言語の違い，本国に帰国することで医療を受けることが可能など日本人とは異なる点があるがこれらによって診療しないことは正当化されない．文化や言語の違いなどによって診療行為が著しく困難であるといった事情が認められる場合にはこの限りではない．

厚生労働省．応招義務をはじめとした診察治療の求めに対する適切な対応の在り方等について[1] から著者作成

います．行政用語の常ですが理解しづらい文言や迂遠な表現が多いので，文意を損なわない範囲でわかりやすく改変し医師に関係する部分を **表4** に抜粋して示しています．また **表5** に通知内で示される個別事例での対応のしかたを示しています．

診断書の交付義務

　医師法 19 条 2 項は，「診察若しくは検案をし，又は出産に立ち会つた医師は，診断書若しくは検案書又は出生証明書若しくは死産証書の交付の求があつた場合には，正当の事由がなければ，これを拒んではならない．」と定めています．では診断書とは何かとの疑問が浮かぶのですが，医師が病名や休職期間などを

記載する狭義の診断書と死亡診断書は当然これに包含されるのですが医師の発行する種々の証明書や保険金請求などの証明，鍼灸を受けるための同意書なども診断書と解されるようです．医師法には診断書の交付を請求できる人間は誰かとの明確な規定はありません．本人は当然ですが，どの範囲の家族や親族までが可能なのか，職場の人間などのように血縁関係のない人間まで交付の請求ができるのかは不明です．おそらく個人情報保護法との兼ね合いもあるかと思います（個人情報保護法 23 条で本人の同意を得ないで個人データを第 3 者に提供してはならない，と規定されています）．

　条文では正当な事由があれば診断書交付を拒否できるとされていますが，その正当な事由についての具体的な言及はありません．診断書が恐喝などに悪用されると推測される場合には正当な事由に該当すると思われますが，それ以外に関してはよくわかりません．たとえば，訴訟になっている事案で一方の当事者から診断書作成を依頼されるのですが，その内容が他方の当事者に明らかに不利になることがわかっている場合にはどうしたらよいのでしょうか．

　虚偽の診断書を作成した場合，公立病院の医師ならば虚偽公文書作成ならびにその行使（刑法 156 条），民間病院の勤務医や開業医ならば虚偽診断書等作成（刑法 160 条）による刑事責任を問われます．

　診断書の交付義務に違反したからといって罰則はありません．

刑法 156 条（虚偽公文書作成等）：公務員が，その職務に関し，行使の目的で虚偽の文書若しくは図画（著者註：法学上では「とが」と発音）を作成し，又は文書若しくは図画を変造したときは，印章又は署名の有無により区別して，前 2 条の例による．
刑法 160 条（虚偽診断書等作成）：医師が公務所に提出すべき診断書，検案書又は死亡証書に虚偽の記載をしたときは，3 年以下の禁錮又は 30 万円以下の罰金に処する．

無診察治療などの禁止

　医師法 20 条は，「医師は，自ら診察しないで治療をし，若しくは診断書若しくは処方せんを交付し」てはならないと規定しています．実臨床では，過去に一度も診療をしていない患者の場合と通院中の患者の場合が想定されます．前者に関しては原則禁止であろうといえますが，へき地や離島医療などにおける

遠隔医療の問題が浮上してきています．厚生労働省は，遠隔医療が医師法 20 条の違反にならない条件を平成 9 年に通知（健政発第 1075 号）し，その後に改正通知も出されています．この通知では基本的な考え方として，

① 診療は，医師と患者が直接対面して行われることが基本であり，遠隔診療はあくまで直接の対面診療を補完するものとして行うべきものである．

② 直接の対面診療による場合と同等ではないにしてもこれに代替し得る程度の患者の心身の状況に関する有用な情報が得られる場合には，遠隔診療を行うことは直ちに医師法第 20 条等に抵触するものではない．

と述べ，その後に施行に際しての留意事項を列挙しています **表6**．この通知では，へき地や離島医療とともに相当に病状が安定している慢性疾患患者（酸素療法や難病，糖尿病，喘息，高血圧，アトピー性皮膚炎，褥瘡，脳血管障害，がんの在宅患者）も遠隔医療の対象になり得るとし在宅医療における柔軟な対応を示しているといえます．平成 29 年 7 月 14 日の厚生労働省通知（医政発

表6 情報通信機器を用いた診療（いわゆる「遠隔診療」）について
  ―留意事項の抜粋―

① 初診及び急性期の疾患に対しては，原則として直接の対面診療によること．
② 直接の対面診療を行うことができる場合や他の医療機関と連携することにより直接の対面診療を行うことができる場合にはこれによること．
③ ①及び②にかかわらず，次に掲げる場合において患者側の要請に基づき，患者側の利点を十分に勘案した上で，直接の対面診療と適切に組み合わせて行われるときは，遠隔診療によっても差し支えないこと．
  1）直接の対面診療を行うことが困難である場合（例えば，離島，へき地の患者の場合などで遠隔診療によらなければ当面必要な診療を行うことが困難な者に対して行う場合）
  2）現在まで診療を継続してきた慢性期疾患の患者など病状が安定している患者に対し病状急変時等の連絡・対応体制を確保した上で遠隔診療を実施する場合．
④ 開始に当たって患者や家族等に対して十分な説明を行い理解を得た上で行うこと．
⑤ テレビ画像の伝送などで患者側のプライバシー保護には慎重な配慮を行うこと．
⑥ 情報通信機器が故障した際の対処方法についてあらかじめ患者側及び近隣の医師と綿密に打ち合わせ取り決めを交わしておくこと．
⑦ 診療録の記載等に関する医師法第 24 条の規定も直接の対面診療の場合と同様であること．
⑧ 直接の対面診療と同様，診療の実施の責任は診療を実施した医師が負うものであること．
⑨ 医師が患者や家族等に対して行った指示や注意に従わないため患者に被害が生じた場合，その責任は患者や家族等が負うべきものであると事前に十分な説明を行うこと．

情報通信機器を用いた診療（いわゆる「遠隔診療」）について（健政発第 1075 号）の 2 留意事項を著者作成

JCOPY 498-04894

0714第4号)「情報通信機器を用いた診療(いわゆる「遠隔診療」)について」で再度の明確化をしています.この通知では禁煙外来も遠隔医療として認められると追記されています.遠隔医療に関する細かい取り決めは,平成30年3月に「オンライン診療の適切な実施に関する指針」として厚生労働省から通知されています.

通院中の患者の場合に関しては,すでに診断が付いて治療目的などで通院している再来患者になるのですが,原則は患者を診察しないで処方箋の発行などの治療を行うと医師法違反になります.しかし,米村は,「前回の診察に基づき患者の病状を推知できる場合には同条違反とならないとする古い判例があり,通説も同様の立場である」と指摘しています(米村 2016 p.51).

精神科診療のなかで無診察治療を行い訴訟になった事例の判決(千葉地判 平成12年6月30日)では,医師法20条の違反はなく不法行為にも該当しないと判断しています.判旨として,①病識のない精神病患者が治療を拒んでいる場合に,②患者を通院させることができるようになるまでの間の一時的な措置として,③相当の臨床経験のある精神科医が家族等の訴えを十分に聞いて慎重に判断し,④保護者的立場にあって信用のおける家族に副作用等について十分説明した上で行われる場合に限っては医師法20条の禁止行為に含まれず不法行為の違法性に該当しない[3],と述べられています.

無診察治療違反の罰則は50万円以下の罰金になっています(医師法33条の2).

新型コロナウイルス感染症の拡大に際しての電話・情報通信機器を用いた診療等の時限的・特例的な取り扱いについて

2020年初めからの新型コロナウイルス感染症の拡大,流行に伴って高齢者を中心に医療機関を直接受診する行動が差し控えられるようになってきています.それに伴い,厚生労働省から表題の事務連絡がなされています.ここでは,この事務連絡で医師が知っておくべき事柄の概要をまとめてみます.
① 診断や処方が当該医師の責任の下で医学的に可能であると判断した範囲で初診から電話や情報通信機器を用いた診療で診断や処方を行って差し支え

ない．ただし，麻薬や向精神薬の処方をしてはならない．

② 初診の場合，診療録等によって当該患者の基礎疾患の情報を把握できない場合には処方日数の上限は 7 日間とする．

③ 初診患者で電話や情報通信機器による診断や処方ができないと判断したときには対面での診療を促すあるいは診療可能な他医療機関受診を勧めることは応招義務違反に該当しない．

④ 初診ではなりすましや虚偽申告の危険性があるので，患者については被保険者証による受給資格を，医師は顔写真付き身分証明書による互いに本人確認を行うこと．

⑤ 患者が医療機関に支払う一部負担金の支払い方法は，銀行振込，クレジットカード決済，その他電子決済等を通じて実施して差し支えない．

⑥ すでに対面で診療中の患者では，これまで処方されていた医薬品を処方することならびに当該疾患により発症が容易に予測される症状の変化に対して新たな医薬品の処方をすることは差し支えない．

⑦ 患者が薬局にて服薬指導等を希望する場合には，処方箋の備考欄に「0410対応」と記載し，患者の同意を得て医療機関から患者が希望する薬局にファクシミリ等により処方箋情報を送付すること．医師は診療録に送付先薬局を記載すること．医療機関は，処方箋原本を保管し薬局に当該処方箋原本を送付すること．

⑧ 電話や情報通信機器を用いた診療を行う医療機関は，その実施状況について所在地の都道府県に毎月報告を行うこと．

⑨ 本事務連絡による時限的・特例的な取扱いが継続している間は，オンライン診療を実施するための研修受講を猶予し，受講していない医師がオンライン診療および電話や情報通信機器を用いた診療を実施しても差し支えない．

上記以外に薬局における対応や新型コロナウイルス感染症患者に対する診療等についての記載があります．

（厚生労働省医政局医事課 厚生労働省医薬・生活衛生局総務課 新型コロナウイルス感染症の拡大に際しての電話や情報通信機器を用いた診療等の時限的・特例的な取り扱いについて．事務連絡 令和 2 年 4 月 10 日）

異状死体の届出義務

医師法 21 条は，「医師は，死体又は妊娠 4 月以上の死産児を検案して異状が
あると認めたときは，24 時間以内に所轄警察署に届け出なければならない.」
としています．これは異状死体の届出義務と呼ばれ医師の公共的な責務とされ
ています．この異状死体の届出義務の沿革を佐久間の論説[4]をもとに **表7** に示
しました．明治 39 年（1906）に医師の身分法である医師法（明治 39 年 5 月
2 日法律 47 号）が発布され，そのなかの施行規則 9 条に「医師死体又ハ四箇
月以上ノ死産児ヲ検案シ異常アリト認ムルトキハ 24 時間以内ニ所轄警察官署
ニ届出ヘシ」と規定されており，現行の医師法 21 条とほとんど文言が同じこ
とに気づきます．つまり現行の異状死体の届出義務はすでに明治末期から継続
している医師の義務のひとつといえるのです．ただし，この法令でいう異状が
何を指しているのかが明確ではないことも問題になっています．24 時間に限定
しているのは埋葬との関係からです．この届出義務に反した場合，医師法 33
条の 2 によって 50 万円以下の罰金に処せられます.

この異状死体の届出義務は，犯罪捜査の端緒となる点で有益ですが，医療過
誤あるいは事故によって患者が死亡したとき，その担当医師が届出の義務を負
うか否かは別に議論される問題とされています．たとえば，手術中に誤って大
血管を損傷し止血をすることができず患者が死亡したとき，家族に正直にその
事実を告げて謝罪をしますが，当該医師は医師法 21 条に則って警察に届出を

表7 異状死体の届出義務の歴史的変遷

- 明治 7 (1874) 年：明治政府が医制を文部省達．45 条で治療中の患者が死亡したとき 3 日以内に医務取締に届け出ることが定められた．死亡患者すべての届出．罰則はなし．
- 明治 9 (1876) 年：東京府は変死体に対する独自の届出制度を布達．
- 明治 39 (1906) 年：医師の身分法となる医師法を発布．施行規則 9 条に異常死届出義務を規定し，規則 15 条で罰則（罰金）を定めた．
- 昭和 17 (1942) 年：医師法は他の法律とともに国民医療法に統合．施行規則 9 条は国民医療法施行規則 31 条に継承．両者の文言はほぼ同一．
- 昭和 22 (1947) 年：国民医療法施行規則の罰則規定の効力喪失．前項の 31 条と同じ文言で国民医療法 10 条の 2 が新設．
- 昭和 23 (1948) 年：国民医療法が解体され，医師の身分法部分が医師法として成立．現在の医師法 21 条が設置される．

佐久間泰司．医師法 21 条をめぐる若干の考察．龍谷法学．2012; 44: 1599-624[4] から著者作成

する義務があるのでしょうか. 憲法38条1項で規定する「何人も, 自己に不利益な供述を強要されない.」とする黙秘権あるいは自己負罪拒否権 (自己負罪免責特権) から届出義務は生じないとも解釈されます. つまり医師法21条と憲法38条1項は対立関係にあります. この点に関して最高裁は,

① 医師が, 死体を検案して死因等に異状があると認めたときは, そのことを警察署に届け出るものであって, これより, 届出人と死体とのかかわり等, 犯罪行為を構成する事項の供述までも強制されるものではない.

② 医師免許は, 人の生命を直接左右する診療行為を行う資格を付与するとともにそれに伴う社会的責務を課するものである.

③ 捜査機関に対し自己の犯罪が発覚する端緒を与えることにもなり得るなどの点で一定の不利益を負う可能性があっても, それは医師免許に付随する合理的根拠のある負担として許容されるものというべきである.

と述べて,「死体を検案して異状を認めた医師は, 自己がその死因等につき診療行為における業務上過失致死等の罪責を問われるおそれがある場合にも本件届出義務を負うとすることは憲法38条1項に違反するものではないと解するのが相当である」と判断しています (最三小判 平成16年4月13日 都立広尾病院事件). つまり, 憲法の定める「何人も, 自己に不利益な供述を強要されない.」とする黙秘権あるいは自己負罪拒否権よりも, 医師の責務として自らに不利になる場合であっても異状死体の届出を行うべきであると断じています. しかし, この判決には学説の批判が極めて強く現在も違憲説が有力とされています (米村 2016 p.55). 医師法21条は, 警察に対する協力との視点で定められたものであり医療事故あるいは医療過誤を想定した上で規定された法律ではないといえるのです.

　学会のガイドラインとしては, 1994年5月に日本法医学会が異状死ガイドライン[5]を, 2002年7月に日本外科学会など10学会が「診療行為に関連した患者の死亡・傷害の報告について」を公表しています. 後者では, 事故の届出を死亡以外にも広く義務付けていますが, ますます憲法38条1項の「不利益な供述強要の禁止」規定に違反することになる, と甲斐は述べています (甲斐 2018a p.114〔甲斐克典. 第10講 医療事故と届出義務・被害者救済〕).

JCOPY 498-04894

処方箋の交付義務

　医師法 22 条では，「医師は，患者に対し治療上薬剤を調剤して投与する必要があると認めた場合には，患者又は現にその看護に当つている者に対して処方せんを交付しなければならない.」と定められています．ここで注意しなければならないことは処方箋を発行することと調剤をすることは別の作業であり，薬剤師法 19 条で「薬剤師でない者は，販売又は授与の目的で調剤してはならない」と定められ薬剤師による調剤業務の独占を認めています．ですから本来的には医師は診断と処方箋の発行・交付までであり，薬剤師が調剤を行い患者らに渡して服薬指導をする医薬分業が原則になっています．しかしながら長らく医師が調剤も行ってきた経緯があるのですが，その根拠として薬剤師法 19 条のただし書きにて「ただし，医師若しくは歯科医師が次に掲げる場合において自己の処方せんにより自ら調剤するとき，又は獣医師が自己の処方せんにより自ら調剤するときは，この限りでない.」と付記されています，患者や家族らが特にその医師から薬剤の交付を受けることを希望する場合や医師法 22 条各号に該当する場合には医師が調剤をしてもよいとされています． **表8** に医師法 22 条各号を示します．

表8　医師法 22 条各号

- 暗示的効果を期待する場合において，処方せんを交付することがその目的の達成を妨げるおそれがある場合
- 処方せんを交付することが診療又は疾病の予後について患者に不安を与え，その疾病の治療を困難にするおそれがある場合
- 病状の短時間ごとの変化に即応して薬剤を投与する場合
- 診断又は治療方法の決定していない場合
- 治療上必要な応急の措置として薬剤を投与する場合
- 安静を要する患者以外に薬剤の交付を受けることができる者がいない場合
- 覚せい剤を投与する場合
- 薬剤師が乗り組んでいない船舶内において薬剤を投与する場合

療養指導義務

　医師法 23 条は，「医師は，診療をしたときは，本人又はその保護者に対し，療養の方法その他保健の向上に必要な事項の指導をしなければならない.」とし

ています. 米村は, 具体的な指導内容の適否は医療内容規制として民・刑事法
に委ねられ, 同条には実際的意義はほとんどない, と述べています (米村 2016
p.52). 本条には罰則規定はありません.

診療録記載・保存義務

　医師法 24 条 1 項では,「医師は, 診療をしたときは, 遅滞なく診療に関する
事項を診療録に記載しなければならない.」と定められ, さらに医師法施行規則
23 条にて記載内容として, ①診療を受けた者の住所, 氏名, 性別および年齢,
②病名および主要症状, ③治療方法（処方および処置）, ④診療の年月日が規定
されています. また, 医師法 24 条 2 項では,「前項の診療録であつて, 病院又
は診療所に勤務する医師のした診療に関するものは, その病院又は診療所の管
理者において, その他の診療に関するものは, その医師において, 5 年間これ
を保存しなければならない.」とされ 5 年間の診療録（カルテ）の保存が義務
付けられています. しかし, 医師法にはこの 5 年間の起算点（起点）について
の明確な規定がありません. これに関しては保険医療機関及び保険医療養担当
規則 9 条で「保険医療機関は, 療養の給付の担当に関する帳簿及び書類その他
の記録をその完結の日から 3 年間保存しなければならない. ただし, 患者の診
療録にあつては, その完結の日から 5 年間とする.」との規定があることから
診療録に関しては診療の完結した日から 5 年間の保存義務が課されています.
　個人開業の場合, 開設者の死亡あるいは閉院する際の診療録保存に関しては
以下のような取り決めがあります (平沼 2019 p.169).
　① 管理者が退任したときには後任の管理者が診療録保存義務を継承します.
　② 管理者である医師が死亡したとき, 死亡届出義務者（おそらく遺族になる
　　 と思われますが）に診療録保存義務は発生しません. 医師でない相続人に
　　 保存義務を課すことは適切ではない.
　③ 閉院した場合, 廃止した時点における管理者が診療録を保存するのが適
　　 切とされます.
　④ 管理者が不在なときには県または市などの行政機関において保存するの
　　 が適切とされています.
　ここでいう管理者とは, 医療法 12 条 1 項の「病院, 診療所又は助産所の開

JCOPY 498-04894

設者が，病院，診療所又は助産所の管理者となることができる者である場合は，自らその病院，診療所又は助産所を管理しなければならない」との規定から開設者が原則として管理者となるわけです.

転送（転医）義務

　患者にとっての適切で最良の診断や治療などを実施できない場合，医師は他の医療機関にその患者を転送する義務が発生します．転送義務あるいは転医義務と呼ばれるものです．医院・クリニックを開設している医師にとってはこの転送義務が医療過誤などに際して問題になってくる可能性があるだろうと予測されます.

　米村によると，転送義務は，診断確定前と診断確定後に分かれ，診断確定前のなかで疑い病名すらはっきりしない場合には転送の理由やその時期，転送先などについて明確に判断ができないことから転送義務違反は肯定されにくい傾向にあると指摘しています．診断確定後の転送に関してはある程度の診断が下されたことで転送先や転送時期は明確化されやすく，判例では転送時期の遅れや転送先医療機関の選定の過誤が問題視されることが多い，とされています（米村 2016 p.123-4）.

　以下に最高裁が初めて転医義務違反を認めた裁判例（最三小判 平成 15 年11 月 11 日）を紹介します．小学 6 年生が発熱と頭痛などを訴え内科・小児科医院を受診し医師の診療を受けています．通院経過中に大量の嘔吐が出現し同医院を再診し 700mL の点滴を受けたのですが，症状は軽減せず帰宅後も嘔吐が継続していました．同日夕に再度受診し同様の点滴を受けたのですが，胃液なども嘔吐し点滴途中で軽度の意識障害を疑わせる言動が出現してきています．母親は医師に診療を求めましたが，医師はすぐには診療せず最終的には帰宅になっています．翌日，意識の混濁した状態で市立病院に入院し頭部 CT スキャンにて脳浮腫を認め治療を受けたのですが意識は回復せず，原因不明の急性脳症と診断されています．患者は，日常生活全般にわたり常時介護を要し発語困難で重篤な後遺症が残っています．判旨は，患児の病名を特定できないまでも本件医院では診断や治療の面でも適切に対処することができない，急性脳症などのなんらかの重大な緊急性のある病気に罹患していることを認識するこ

とができたのであるから，母親から診察を求められた時点で転送し適切な治療を受けさせる義務があった，とされています．

　開業医には，特定の重大な病気の疑いがあると判断できない場合でもその可能性を認識できた場合には，検査や診断のできる高度医療機関に患者を転医させる義務があることをこの判決は示したことになります．

　上記は診断に至らない事案ですが，他の裁判例としては，転医を必要とする疾患を診断できず，あるいはその診断の可能性があるとの判断に至らず，その結果，転医の判断に至らなかった事案（診断義務と転医義務の双方の違反がある事案）や，診断に至らなかったことに過失はないが転医義務に違反のあった事案などが相当数みられます．また，転医措置はなされたものの患者への転医の勧告が不十分だった事案や転医先の選択が不適切であった事案，転医先が受け入れを断ったにもかかわらず転送した事案，情報提供が不十分なことから手術の適期を逸した事案，搬送方法が不適切であった事案などの裁判例が多数みられます（高橋 2019 p.324-39〔西岡繁靖. 第 17 講 転医義務違反〕）．

守秘義務

　医師は，業務上知り得た他人（患者）の秘密を漏洩してはならないとされています．医師法にはこの守秘義務の規定はなく刑法上の秘密漏示罪（刑法 134 条 1 項）によって義務付けられています．違反した場合には，6 月以下の懲役または 10 万円以下の罰金に処せられます．秘密漏示罪は，親告罪になるので検察官が公訴を提起するときには被害者あるいは被害者側の告訴のあることが必要になります．感染症予防法 73 条，母体保護法 27 条・33 条などでは，秘密漏示に関する特別規定が設けられ量刑が重くされています．これらは特別法なので刑法よりも優先的に適用され，かつ非親告罪とされています（甲斐 2010 p.200〔磯部哲. 第 17 章 医療情報〕）．

　現在までに医師が秘密漏示罪に問われた事案は 1 例のみのようです．この事件は，被告人である精神科医が，現住建造物等放火・殺人事件などの少年保護事件で少年の精神鑑定を命じられたところ，その鑑定資料などを取材をしていたジャーナリストに自由に閲覧，謄写させたとして秘密漏示罪に問われたものです．第 1 審，控訴審ともに秘密漏示罪の成立を認め懲役 4 月，執行猶予 3 年

JCOPY 498-04894

の判決がなされ被告人が最高裁に上告したのですが棄却され刑が確定しています[6].

　守秘義務が直接問われているわけではありませんが次のような裁判例[7]もあります（東京地判　平成 15 年 5 月 28 日）．原告は，警察庁の警察官採用試験に合格し警察学校に入学します．その折に身体検査の一環として採血をされ，その検体を警察庁健康管理本部長である医師が警察病院に譲渡し HIV 抗体検査を依頼します．原告が陽性であることが判明したのですが，警察病院は原告の意思を確認することなくその結果を前記医師に通知したのです．再検査の結果も陽性であったことから前記医師は，原告に HIV 抗体が陽性であること，免疫力が相当低下していることから警察官業務の継続が困難であることを告げて退職を促し原告は警察官を辞職しています．その後，原告が都立病院で検査を受け感染の事実はあるものの免疫状態は良好で合併症などもない，通常の就労が可能であるとの判断を受けたことから東京都と警察病院に損害賠償請求の提訴をしています．この事案で問題となるのは，①採血時に HIV 抗体検査が含まれると明確な説明がなかったこと，②健康管理本部長である医師が警察病院に本人の同意なく検体を譲渡したこと，③警察病院が本人の同意の有無を確認することなく検査を実施したこと，④陽性結果を本人に通知せずあるいは同意なく他人に知らせたことなど，多くの場面で本人のプライバシーを大きく侵害しているものといえます．

　検診などで集めた多数の検体を自分の研究目的のために特定検査の測定をしていることを稀に仄聞するのですが，違法行為に該当することを忘れないようにしたいものです．

刑法 134 条 1 項（秘密漏示）: 医師，薬剤師，医薬品販売業者，助産師，弁護士，弁護人，公証人又はこれらの職にあった者が，正当な理由がないのに，その業務上取り扱ったことについて知り得た人の秘密を漏らしたときは，6 月以下の懲役又は 10 万円以下の罰金に処する．
刑法 135 条（親告罪）: この章の罪は，告訴がなければ公訴を提起することができない．
感染症予防法（感染症の予防及び感染症の患者に対する医療に関する法律）73 条 1 項: 医師が，感染症の患者（疑似症患者及び無症状病原体保有者並びに新感染症の所見がある者を含む．次条第一項において同じ．）であるかどうかに関する健康診断又は当該感染症の治療に際して知り得た人の秘密を正当な理由がなく漏らしたときは，1 年以下の懲役

又は 100 万円以下の罰金に処する.

母体保護法 27 条（秘密の保持）：不妊手術又は人工妊娠中絶の施行の事務に従事した者は，職務上知り得た人の秘密を，漏らしてはならない．その職を退いた後においても同様とする.

母体保護法 33 条（第 27 条違反）：第 27 条の規定に違反して，故なく，人の秘密を漏らした者は，これを 6 月以下の懲役又は 30 万円以下の罰金に処する.

情報提供義務・説明義務

　表9 に平成 15 年に厚生労働省が公表した「診療情報の提供等に関する指針」[8]のなかで医療従事者が患者に説明すべきとした項目を示しました．われわれ医師は，臨床の現場で診断や治療を行う際に必要な事柄を患者ならびに家族に説明をするわけですが，あえて説明義務を意識して説明をしているわけではないと思います．法的視点からみるとこの説明義務は医療訴訟の際に重要な法的概念となり，多くの民事裁判では医師の説明義務違反の是非が問われることになるのです．しかし，多くの医事法関係の書籍を通覧しても著者によって説明義務として扱われる範囲はまちまちであり，統一した説明義務の範囲や規定

表9 診療中の診療情報の提供

医療従事者は，原則として，診療中の患者に対して，次に掲げる事項等について丁寧に説明しなければならない.
(1) 現在の症状および診断病名
(2) 予後
(3) 処置および治療の方針
(4) 処方する薬剤について，薬剤名，服用方法，効能および特に注意を要する副作用
(5) 代替的治療法がある場合には，その内容および利害得失（患者が負担すべき費用が大きく異なる場合には，それぞれの場合の費用を含む）
(6) 手術や侵襲的な検査を行う場合には，その概要（執刀者および助手の氏名を含む），危険性，実施しない場合の危険性および合併症の有無
(7) 治療目的以外に，臨床試験や研究などの他の目的も有する場合には，その旨および目的の内容
○ 医療従事者は，患者が「知らないでいたい希望」を表明した場合には，これを尊重しなければならない.
○ 患者が未成年者等で判断能力がない場合には，診療中の診療情報の提供は親権者等に対してなされなければならない.

厚生労働省. 診療情報の提供等に関する指針[8] から著者作成

JCOPY 498-04894

をいずれの書籍からも読み取ることができないのが実情ではないかと思います（書籍や学説を読めば読むほど説明義務の概念が複雑化，不明瞭化していく印象を受けます）．この説明義務に関しては第4章で詳しい解説を行っています．

診療録開示義務の原則

　医師法を含めて診療録（カルテ）開示を明示した法律は存在していませんが2005年に個人情報保護法が施行されたことで診療録開示の法的根拠が構成されたことになります．個人情報保護法25条は，診療録の開示を直接明記しているわけではありませんが，個人情報の開示義務を規定していることから個人情報取扱事業者である医師や医療機関は，個人データ（患者に関する診療録）を患者本人に開示する義務が発生することになります．患者本人からの開示に関しては，個人情報保護法28条1項は，「本人は，個人情報取扱事業者に対し，当該本人が識別される保有個人データの開示を請求することができる.」と規定していることから，患者本人による診療録開示請求は可能とされ請求があった際には医療機関は速やかに開示をしなければなりません．つまり個人情報保護法がカルテ開示の法的根拠になるわけです．同条2項で開示を行わない，つまり開示を拒否できる場合として，①本人または第3者の生命，身体，財産その他の権利利益を害するおそれがある場合，②当該個人情報取扱事業者の業務の適正な実施に著しい支障を及ぼすおそれがある場合，③他の法令に違反する場合が付記されており，これらに該当するときには診療録開示を拒否することが可能になります．具体的にはどのような場合が該当するのでしょうか．疾患の特性，たとえば末期の悪性腫瘍であることが判明し患者本人に伝えることによって精神的悪影響が想定される事案です．家族や親族間でなんらかの係争中の事案で開示をすることで家族や親族の一部の権利利益が損害を受ける場合も考えられます．著者は認知症診療に従事しており，認知症患者の財産あるいは遺産をめぐって家族や親族間で係争中や裁判中の事案において診療録開示の請求を受けることをしばしば経験しますが，開示には慎重な対応をしています．なぜならば，請求をしてくる家族は係争や裁判に際して診療録開示が自分たちに有利になるようにとの目論見があるからです．著者は，診療録開示によってもう一方の家族や親族に権利利益の侵害が波及する可能性がある場合には，関

係する家族や親族全員から診療録開示の同意書をもらってくるように伝えています．そのような対応をすると，その後請求をしてきた家族からの連絡が途絶えることがほとんどです．全員の同意を得られない，あるいはこれはまずいなと思い直してのことだと推測しています．

> 個人情報保護法 25 条 1 項：個人情報取扱事業者は，個人データを第 3 者（第 2 条第 5 項各号に掲げる者を除く．以下この条及び次条において同じ．）に提供したときは，個人情報保護委員会規則で定めるところにより，当該個人データを提供した年月日，当該第 3 者の氏名又は名称その他の個人情報保護委員会規則で定める事項に関する記録を作成しなければならない．（以下略）

診療録開示義務の問題点

　個人情報保護法では，個人情報を第 3 者に提供するときには原則として本人の同意を必要としています（**個人情報保護法 23 条**）．医療の領域では，しばしば他医療機関から患者の病状の問い合わせとなる照会がきますが，その返書をする際，法的には患者本人の同意を得てから病状を開示しなければならないことになります．患者が意識障害を発症し他院に緊急搬送された場合には本人からの同意を得ることなく紹介状や病状報告書を作成することが医療の領域では通常の取り決めになっておりこれに関してなんら疑念を抱くことなく通常の業務として遂行しているものと思います．法的にはこれらの行為が許容される担保はあるのでしょうか．これらの問題に関しては，「医療・介護関係事業者における個人情報の適切な取扱いのためのガイダンス」[9]（厚生労働省　平成 29 年 4 月 14 日）に細かく規定されています．73 頁に及ぶ長文になっていますのでここでは個人情報を第 3 者に提供する部分（同ガイダンス p.31〜37）について簡潔に箇条書きにして解説を進めていきます．

　① 民間保険会社や職場，学校，マーケティング等を目的とする会社等からの照会は本人の同意を得ることが必要になります．

　② 本人の同意を得る必要がない場合として以下の 4 つを挙げています．

　　1）法令に基づく場合

　　2）人の生命，身体又は財産の保護のために必要がある場合であって，本

人の同意を得ることが困難であるとき，たとえば意識障害や高度認知症，災害時の多数の被災者など

3）公衆衛生の向上又は児童の健全な育成の推進のために特に必要がある場合であって，本人の同意を得ることが困難であるとき，たとえば地域がん登録事業や児童虐待事業など

4）国の機関若しくは地方公共団体またはその委託を受けた者が法令の定める事務を遂行することに対して協力する必要がある場合であって，本人の同意を得ることにより当該事務の遂行に支障を及ぼすおそれがあるとき

③ 院内掲示などによって他医療機関への情報提供などの連携などが明示されている場合には本人から同意（黙示による同意）が得られていると判断されます．たとえば，他医療機関宛に発行された紹介状などを本人が持参してきたときや照会への回答，家族などへの病状説明がこれに該当します．

④ 病院や介護施設内における情報交換は第3者に当たらないことから本人の同意を得ずに情報の提供を行えます．たとえば，ある患者に関して院内のスタッフと情報を共有することは違法とはならないといえます．

個人情報保護法 23 条：個人情報取扱事業者は，次に掲げる場合を除くほか，あらかじめ本人の同意を得ないで，個人データを第3者に提供してはならない．（以下略）

死亡患者の診療録開示義務

個人情報保護法は，生存する個人の情報における法的規制であり死亡した患者には適用されません．患者が死亡した後でも医師は当該患者の情報を保存している場合には漏えいなどの防止のために安全管理措置を求められますが，死亡した患者に関しては個人情報保護法とは異なる法構成が必要になってきます．患者が死亡している遺族に対する診療情報の提供については「診療情報の提供等に関する指針」[8]（平成 15 年 9 月 12 日 医政発第 0912001 号）の 9 にその指針が定められており，これに従って診療録の開示を行うようにします

表10 診療情報の提供等に関する指針（患者が死亡している場合の対応）

9 遺族に対する診療情報の提供
• 医療従事者等は，患者が死亡した際には遅滞なく，遺族に対して，死亡に至るまでの診療経過，死亡原因等についての診療情報を提供しなければならない．
• 遺族に対する診療情報の提供に当たっては，3［診療情報の提供に関する一般原則］，7の（1），（3）及び（4）［診療記録の開示］並びに8［診療情報の提供を拒み得る場合］の定めを準用する．ただし，診療記録の開示を求め得る者の範囲は，患者の配偶者，子，父母及びこれに準ずる者（これらの者に法定代理人がいる場合の法定代理人を含む）とする．
• 遺族に対する診療情報の提供に当たっては，患者本人の生前の意思，名誉等を十分に尊重することが必要である．

厚生労働省. 診療情報の提供等に関する指針[8] から著者作成

表10．ちなみに，医療の領域では個人情報である診療録開示をする場合には「医療・介護関係事業者における個人情報の適切な取扱いのためのガイダンス」よりも「診療情報の提供等に関する指針」の内容に従うものと規定されています．

病名告知義務

　医事法に関わる書籍で病名告知に関して明確に解説をしているものはなく，病名告知義務の法的位置付けはあまり確かではないようです．医師法には病名告知義務についての規定はありません．米村は，その著書のなかで情報提供義務の1類型としての病名告知について以下のように言及しています．医療契約は準委任契約と性質決定されるので医療側に顛末報告義務（民法645条）が発生し，診療中ならびに診療終了後にも患者の求めに応じて診療経過を説明する義務が生じる．しかし，すべての事実を説明すべきかは問題であり，がん告知のように患者に不利益を与える可能性が高い場合には義務は解除されるべきであろう，と述べています（米村2016 p.135-6）．病名告知に関しては，第10章で解説をしています．

　民法645条（受任者による報告）：受任者は，委任者の請求があるときは，いつでも委任事務の処理の状況を報告し，委任が終了した後は，遅滞なくその経過及び結果を報告しなければならない．

【参考文献】

1) 厚生労働省. 応招義務をはじめとした診察治療の求めに対する適切な対応の在り方等について. 医政発 1225 第 4 号. 令和元年 12 月 25 日.

2) 厚生労働行政推進調査事業費補助金 (地域医療基盤開発推進研究事業) 研究報告書 (研究代表者 岩田太). 医療を取り巻く状況の変化等を踏まえた医師法の応召義務の解釈に関する研究について. 令和元年 7 月 18 日.

3) 野々村和喜. 無診察治療の禁止. 医事法判例百選 第 2 版. 別冊 Jurist 219. 有斐閣; 2014. p.218-9.

4) 佐久間泰司. 医師法 21 条をめぐる若干の考察. 龍谷法学, 2012; 44: 1599-624.

5) 日本法医学会. 異状死ガイドライン. 日法医誌. 1994; 48: 357-8.

6) 佐久間修. 鑑定医による秘密漏示事件. 医事法判例百選 第 2 版. 別冊 Jurist 219. 有斐閣; 2014. p.56-7.

7) 増成直美. HIV の無断検査. 医事法判例百選 第 2 版. 別冊 Jurist 219. 有斐閣; 2014. p.52-3.

8) 厚生労働省. 診療情報の提供等に関する指針. 平成 15 年 9 月 12 日. 医政発第 0912001 号.

9) 厚生労働省　個人情報保護委員会. 医療・介護関係事業者における個人情報の適切な取扱いのためのガイダンス. 平成 29 年 4 月 14 日.

インフォームド コンセントと 説明義務

日常の診療や医学的研究，臨床治験などの場面にてインフォームド コンセント（医師の説明に基づく患者の同意，承諾）は普遍的な概念になってきています．ここでは，インフォームド コンセントの成立要件や法令との関連，医師の説明義務などについて考えていきます．

インフォームド コンセントの成立要件

医師が医学的に正当な医療行為であると確信していても患者の同意や承諾なしに医療行為を行うことができないのは当然のことです．治療行為を含めて医療を受けるか否かの最終的な決定権は患者自身に由来しそこから自己決定権という概念が生じてきます．この自己決定権は，裁判例から患者の人格権として位置付けられています．この自己決定権を尊重するためにも医師は患者に十分な医療情報を提供・説明し患者の承諾を得ることが問われる，いわゆるインフォームド コンセント（以下, IC）が医療現場で重視されてきていることは人口に膾炙していることです．

広辞苑第 7 版によると, IC とは「医学的処置や治療に先立ってそれを承諾し選択するのに必要な情報を医師から受ける権利」と定義され，さらに「医療における人権尊重上重要な概念」とされています．この IC が成立するための要件として，①患者に同意能力があること，②適切な説明がなされたこと（説明要件），③説明を受けた患者・対象者が任意の意識的な意思決定により同意したこと（同意要件）の 3 つが挙げられます〔甲斐 2010 p.17-29（丸山英二．第 2 インフォームド・コンセント）〕．IC の理念の根底をなすものは，自分自身に関する決定は本人に同意能力があるかぎり本人自身が自ら下すという自己決定権，そして自己の決定を他人にコントロールされないという自律権の理念です．ですから IC の理念は，医師と患者の関係性の問題ではなく，原則患者側に帰属するものともいえるのです．臨床の現場でしばしば医療従事者から「IC を取る」という言葉を耳にしますが，正確には「IC を得る」が妥当な表現になるのです．

JCOPY 498-04894

インフォームド コンセントの法的立場

　IC の法的側面を考えるときに注意しなければならないことは，IC は 1970 年代に米国で発展した生命倫理学との関連で出現してきた法理あるいは思想であって法規範ではないということです．米村は，「特別法を含め IC がわが国の法規範として採用された事実はない」と述べています（米村 2016 p.128）．初川も「IC について，わが国には治験について省令 GCP に従うことを義務づける薬機法 80 条の 2 第 4 項以外にはこれを義務付ける法律はなく，その内容や方法を具体的に定めた法規定というものは未だ存在しない」と述べています（初川 2016 p.106）．ところで，医療法 1 条の 4 第 2 項で「医師，歯科医師，薬剤師，看護師その他の医療の担い手は，医療を提供するに当たり，適切な説明を行い，医療を受ける者の理解を得るよう努めなければならない．」と規定されていますが前掲の米村は，同項は同意の側面を規定せず内容が異なる上に，場面の規定なしに一律の努力義務を課すことから倫理的側面のみを規定したものと解される，と述べています（米村 2016 p.128）．

　前掲の丸山は，IC の要件を満たさずに医療行為や医学研究を行うと，たとえ過失がなく行われた場合や身体的損害が生じなかった場合であっても，不法行為ないし債務不履行をおかしたものとして損害賠償責任に問われる（丸山英二. 第2 インフォームド・コンセント p.17-8），と述べています．不十分な IC が民事責任の根拠になることは日本の民事訴訟の分野では認められているといってよいのですが，IC が不十分であった場合にただちに刑事責任が認められるわけではありません[1]．

医療現場におけるインフォームド コンセント

　医療現場では，治療を含めた診療を進める上で医師から十分な説明を受けた後に患者がその医療行為を同意，承諾することが IC とされています．IC に基づかない医療行為は，たとえその医療行為が正当なものであり患者に身体的な損害が生じなかったとしても法的に責任を問われる可能性が残ります．

　IC を実際の医療現場で運用する際に考えなければならないことは，医師の説明義務，つまりどの範囲まで説明をすべきあるいは説明しなければならない

かの問題と，患者側の同意能力の可否のふたつが重要な要素になってきます．とくに前者の医師の説明義務違反は医療過誤あるいは医療訴訟の際，常にその適否が問われることになるのですが，説明義務という実態が今ひとつ明確にされていない印象を受けます．平成15年に厚生労働省は「診療情報の提供等に関する指針」のなかで医療従事者が患者に説明すべきとした項目を公表しています（**表9**, p.40）．実際の医療現場でどこまで患者に説明をするのかあるいは説明をしなければならないのかについては個々の事例で異なることは当然であり，そこから説明義務の範囲が不明確になることは仕方のないことかもしれません．

　医師の説明義務に言及したものとして，最高裁は，自転車事故で頭部を受傷した男児の手術に関する事件（患者の父親に開頭手術の必要性を告げるとともに約20人分の輸血の準備を指示し，それ以上の説明がないまま手術を開始し最終的には男児が死亡）で「頭蓋骨陥没骨折の傷害を受けた患者の開頭手術を行う医師には，右手術の内容およびこれに伴う危険性を患者またはその法定代理人に対して説明する義務があるが，…（略）…」との判断を下しています（最二小判 昭和56年6月19日）．医師に説明義務があることを肯定した初めての最高裁判決になっています．しかしながら，戦前からすでに下級審では患者の治療に際して患者自身の同意が必要であるとの認識は存在していたようです．長崎地裁佐世保支部 昭和5年5月28日判決では，患者が承諾していた子宮部付近の腫瘍摘出に際し子宮ならびに付属器まで摘出したことに対して，裁判所はそれらを摘出すれば治療が可能ではないこと，摘出しなければ生命に危険が生じる可能性もないことから医師の不法行為責任を認定し患者の承諾のない摘出は違法であるとしています（塚田, 前田 2018 p.43-4〔谷口泰弘. インフォームド・コンセントの法理〕）．

誰を基準として説明義務があるのか

　説明義務を考える際に誰を基準として説明をするかが問題になります．概ね4つの基準が想定されています．
　① 合理的医師基準：平均的あるいは合理的な医師ならば患者に説明するであろうと思われる範囲で説明すれば足りるとする説，医師の間での一般

的な慣行に基づいた説明をすること

② 合理的患者基準: 平均的あるいは合理的な患者ならば通常重視するであろうあるいは必要と考える情報を説明の対象とする説, 平均的な患者ならば重視するであろうことを説明すること

③ 具体的患者基準: 具体的に個々の患者が重視している重要なあるいは必要と考えている情報を説明の対象とすべき説, その患者に固有な情報を提供し説明すること

④ 二重基準: 個々の患者が重視しかつ合理的な医師ならば認識できたであろう情報を説明すべきとする説

　合理的医師基準に準拠すると, 患者側が医師の説明が不適切であったことを立証しなければならず, 一方, 合理的患者基準では患者が重視するあるいは必要と考えていた情報について医師が説明をしなかったことが適切な判断であったことを医師側が立証しなければなりません. 現在の判決の趨勢は, 患者を中心とした説明, つまり②③④に準拠したものになってきているようです.

▎説明義務に関連する医師の法的側面

　IC を行う際, 医師は当該患者に十分な説明をすることが課せられていますが医師側としても延々とひとりの患者に説明するだけの時間的余裕がないのが現状でしょう. 説明義務における医師の法的責任はどう解釈されているのでしょうか. 以下で初川の解説 (初川 2016 p.112-5) を援用しながら考えていきます.

① 医師は患者の同意なく治療を含む医療行為を行うことができないので, 患者にとって最善の利益となる医療を提供するために, その医療行為について説明を行い患者との相互対話を通じて同意を得ることが求められるのはいうまでもありません. ここできちんとした説明と同意が得られればその後にトラブルが発生する可能性は低いといえます. ただし, 医療行為の結果が不良で患者に身体的損害が発生した場合は別です.

② 医師は, 患者から求められる意に反する治療を拒むことができます. また患者も医師に希望する治療を強要することはできません. 患者の希望が不合理であったり生命に対する専断的要求であったりする場合には, 医

師は治療を拒否し転医の自由を伝えることができます．これは応招義務
違反に該当しません．

③ 患者の意思と医師の提示した治療方針が一致しない場合，患者の意思に
反する治療行為を行うことはいかなる理由にもかかわらず患者の人格権
の侵害として医師の責任が問われることになります．この場合，初川は
「倫理委員会のような第3者に治療方針についての判断を諮るといった
なんらかの手段を踏むことが必要であろう」と述べていますが，臨床の現
場を知らない考えかたであろうと思います．個人開業の場合には倫理委
員会などは存在し得ないし，病院でも倫理委員会での議案として取り上
げられるかは疑問です．医師としてそのようなことも解決できないのか
と逆に医師としての診療スキルを疑われかねません．

④ 治療を含む医療行為に対して医師には一定の範囲内で裁量が通常認めら
れています（裁量権として規定された法令は存在しませんので裁量権との
用語は不適切です）．治療法の選択や治療行為などに関しては裁量が認め
られていますが，患者への説明でも同程度の裁量が認められているわけ
ではありません．裁量を根拠として医師が説明義務を制限したりするこ
とに裁判所は否定的とされています．つまり説明内容を意図的に修飾し
たり不都合なことは手短にして利点ばかりを強調したりすることで患者
を説得するなどの対応は許されず，患者の自己決定権の侵害に該当しま
す．

　実際の現場では，医師による説明が必要とされる場面はさまざまであり，説
明を受ける患者や家族の理解力や判断能力もまたさまざまなことから，説明す
べき内容やその程度，範囲について画一的に決めることが困難なことは当然と
いえます．ですから裁判実務においては，個々の具体的な事実関係のもと，当
該事案ごとに説明の当否を検討しているのが実情といえるのです（高橋 2019 p.310
〔森冨義明．第16講 説明義務違反〕）．

判例からみる医師の説明責任

　医師が説明責任あるいは説明義務を問われる場面として最も多いのは治療を

実施する場合であることは間違いないでしょう．一連の未熟児網膜症訴訟では新規の治療法である光凝固療法は，その当時治療法として確立しておらず有効性の確認も不十分であったことから，裁判所は，そのような新規治療法を患者に対して実施することはもとよりその治療法が存在することを患者に告知する義務もないと判断をしていました．しかし，以下に述べる乳房温存療法事件の判決では，患者が新たな治療法に強い関心を抱いている場合など複数の条件下では，医療水準として未確立の療法についても場合によっては医師は説明をする義務を負う，としています．

　乳房温存療法事件（最三小判 平成13年11月27日）：乳がんと診断され胸筋温存乳房切除術を受けた患者が術前に乳房温存療法を希望していたにもかかわらず，医師がその療法について十分な説明を行わないまま本件手術を実施したとして診療契約上の債務不履行または不法行為に基づき損害賠償を請求した事案です．最高裁の判旨を以下にまとめてみます．

① 一般的にいうならば，実施予定の療法（術式）は医療水準として確立したものであるが，他の療法（術式）が医療水準として未確立のものである場合には，医師は未確立のものについて常に説明義務を負うと解することはできない．

② しかし，未確立の療法（術式）であっても，医師が説明義務を負うと解される場合があることも否定できない．少なくとも当該療法（術式）（著者註：未確立の療法）が少なからぬ医療機関において実施されており，相当数の実施例があり，これを実施した医師の間で積極的な評価もされているものについては，患者が当該療法（術式）の適応である可能性があり，かつ，患者が当該療法（術式）の自己への適応の有無，実施可能性について強い関心を有していることを医師が知った場合などにおいては，たとえ医師自身が当該療法（術式）について消極的な評価をしており，自らそれを実施する意思を有していないときであっても，なお，患者に対して，医師の知っている範囲で，当該療法（術式）の内容，適応可能性やそれを受けた場合の利害損失，当該療法（術式）を実施している医療機関の名称や所在などを説明するべき義務があるというべきである．

　上記の判決から，未確立の治療法であっても状況によって医師は説明すべき診療契約上の義務を負うことになったといえるのです．

説明義務が争点になった別の裁判例を紹介します．未破裂脳動脈瘤事件（最二小判　平成 18 年 10 月 27 日）：左内頸動脈分岐部に未破裂脳動脈瘤の存在が確認され医師から治療選択として，保存的に経過を診る，開頭手術，コイル塞栓術の 3 つの選択肢が呈示され，当初患者は開頭手術を希望しましたが，術前カンファレンスで動脈瘤の位置関係から開頭手術よりもコイル塞栓術が適切との判断に変更され，患者と妻にその旨を説明し承諾を得ています（説明時間は 30〜40 分かけています）．ところがコイル塞栓術中に動脈瘤内に挿入したコイルの一部が逸脱し左側中大脳動脈の閉塞をきたし患者は意識を回復することなく 2 週後に死亡した事案です．

　高裁の判決は，コイル塞栓術の手技などに過失はなく，医師の説明義務違反も認められないとしたのですが遺族が上告し最高裁に判断を求めています．最高裁の判旨は，いずれの療法にも合併症を生じる可能性があることや危険性を比較検討できるように問題点をわかりやすく説明する義務があったこと，患者に治療法の選択を熟考する機会を改めて与える必要があったことから，医師らが説明義務を尽くしたとの判断をすることはできないとしています．つまり医師側に説明義務違反があったことを認定しています．本判決は，治療選択に際して熟慮の機会を提供する義務もあったことを認めた点で注目されます．

　この事案の経緯をみますと，高裁判決ではコイル塞栓術の手技等について過失があったとは認めておらず，医師側は 30〜40 分ほどかけて病態や治療法などについて説明しているにもかかわらず，結果が不良であったことから説明義務違反を問われることになったのです．法的視点で事後からみて説明が足りないといわれたら，われわれ医師は現場でどこまで説明すればよいのか困惑するばかりです．医療過誤が発生した後から医療現場を知らない裁判官にあれが足りなかった，これをしていなかったと指摘されても医師としてはなかなか納得できるものではないように感じます．

　法的視点から医師の説明義務あるいは説明責任を考えますと，医療水準から導き出される説明義務の範疇は不確定であり，結局，裁判官が問題になっている医療行為について法律をどう解釈するかによって説明義務の有無や正否が左右されるという印象を受けるのは著者だけでしょうか．

JCOPY 498-04894

■複数の医師が診療に関与する場合の説明責任のありかた

　医療の現場では，ひとりの患者をひとりの医師が終生診療するわけではありません．病状に応じて他院に紹介したりあるいは他院から紹介を受けて新たに診療を開始したりすることもしばしばあります．この場合，前医の診療情報提供に問題はないのか，後から診療する医師は前医の診断をどこまで信頼したらよいのか，あるいは再度自ら検査などを行ったほうがよいのかなどの問題が法的に問われることがあり得ます．事実，複数の医療従事者による過失の競合に関しては相当数の裁判例が存在しています．ここでは，複数の医療従事者の過失の競合について書かれた論説（高橋 2019 p.553-88〔平野望. 第 26 講 過失の競合〕）から説明義務に関連した事案をいくつか紹介していきます．

① 急性咽頭蓋炎の患者が後遺症（植物状態）という結果を生じた事案に対して，前医に経過観察義務違反，後医（大学病院救急・集中治療部の医師）に気道確保の手技を誤った過失を認定し両者の使用者につき使用者責任を認め損害の全額を連帯して責任を負うとしています（大阪地判 平成 16 年 1 月 21 日）．

② 左耳介後部の有棘細胞癌に対して局所動脈内選択的注入療法（動注化学療法）のための動注ポート留置術施行後に脳梗塞を起こし死亡した事案において，留置術を受けるために転院させた前医と転院先の後医双方に事前の説明義務違反を肯定し両者に損害賠償の義務を課しています（東京地判平成 18 年 12 月 8 日）．

③ 心臓手術によって死亡した患者遺族が手術を施行した大学病院と教授に損害賠償を請求した事案です．手術に際しての術前説明は助手が行っていたのですが手術の執刀医は教授であり，執刀医が患者本人ならびに家族に術前になんら説明をしていないことなどが争点になったものです（最一小判 平成 20 年 4 月 24 日）．最高裁の判旨は，「医療チーム総責任者は，患者や家族に対し手術の必要性や内容，危険性などについての説明が十分に理解できるように配慮すべき義務を負っているとされるが，その義務は，患者への説明を常にチーム責任者が行わなければならないものではなく，主治医が説明をするのに十分な知識，経験を有している場合には主治医に説明をゆだねチーム総責任者は必要に応じて主治医を指導，

監督するにとどめることも許される」とされています．また，「チーム総責任者が主治医に対して適切に監督，指導をしていれば主治医の説明が不十分であったとしても同責任者は説明義務違反による不法行為責任を負わない」とされています．

④ 小腸悪性リンパ腫で死亡した事案で，CT 検査を施行した放射線科医師が悪性腫瘍や炎症性病変の可能性を考慮し確定診断のための必要な検査に着手しなかったことに対して注意義務違反を，主治医には CT 画像を慎重に検討せず放射線科医師の所見のみに従い悪性腫瘍の可能性に思い至らなかったとして同様に注意義務違反を認定し，両者の診療行為は一体として不法行為に該当すると判断されています（大阪地判 平成 15 年 12 月 18 日 判例タイムズ 1183 号 265-290 頁）．

説明義務が免除される場合

　例外的に説明義務が免除される事由にはどのようなものがあるのでしょうか．①治療行為が緊急に実施される必要がある場合（救急医療など），②説明することで患者に有害な結果をもたらす場合，③患者が知ることを拒否あるいは忌避している場合，④強制的治療が必要な場合（措置入院や感染症での入院など），⑤当該情報が患者にとって既知である場合，が想定されます．①や②の場合には，医師がどの程度説明するかに関しては裁量の範囲内といえます．

　前掲の丸山は，詳しい説明をする時間的余裕はないが患者から一応の同意をとりつけることが可能な場合には説明要件のみが免除され，患者に意識がなく代理決定者にも接触できずかつ緊急に医療の実施が必要とされる場合には説明要件だけでなく同意要件も免除されるとしています．一方，患者が IC の免除を意思表明しているときには，その意思が患者の任意で合理的なものならば，医師が IC を得ることなく医療を行うことが許されるとされ，さらにこの場合，説明だけを免除することもできるし，同意を含めてすべての要件の充足を免除することもできる，としています（甲斐 2010 p.26（丸山英二．第 2 章 インフォームド・コンセント））．

JCOPY 498-04894

インフォームド　コンセントにおける患者の同意能力

　医療行為は，医学的適応性と医術的正当性，患者の同意の 3 要件を満たすときに傷害罪などの違法性が阻却されることは前述した通りですが，患者の同意が成立するためには患者側に有効な同意をするための能力が備わっていなければならないのは当然のことです．同意能力とは，医師による説明を理解する能力とその理解に基づいて当該医療行為の必要性やその内容，危険性などについて認識しその医療行為を受けるか否かを自ら決定する能力からなるものといえます．以下では初川の解説 (初川 2016 p.143-7) を援用しながら患者の同意能力について考えていきます．

① 同意能力を有する者は，成人ならびに未成年，精神障害者を問わず本人自身が同意をできることから本人以外からの同意は法的効力を持ちません．

② 患者が成人の場合，同意する意思能力があるならば患者本人の同意は不可欠であり代諾同意は認められません．成人で同意能力がないと明らかに判断される場合（認知症患者や意識不明患者など）には代諾同意によって治療を行うことの是非が問題になります．また，患者に同意能力や意思表示能力を欠くだけでなく法定代理人も存在しない場合には，これに代わる近親者などを相手に説明をせざるを得ないのですが明確な法規定は存在しません．

③ 代諾同意に関しては成年後見人が民法上その権限を認められています．しかし，現在のわが国における成年被後見人が 20 万人前後とのデータを考えますと，実際の医療現場で成年被後見人に審判されている患者を診療する機会はそれほど多くはないでしょう．成年後見人による代諾同意は可能であっても，手術を受けるなどの患者の身体に関することは一身専属性の存在から成年後見人には同意の権限はないとされています．ですから，代諾同意は可能であることと同意権限がないことの整合性が問題になるかと思います．

④ 家族や親族の同意権限に関しては直接的な法令上の根拠はないことが現在のわが国の実情です. 家族や親族のなかで誰に, どの範囲の家族や親族まで, 同意権の行使の順番は, などの問題は未解決であり確立していないのです. 現状では訴訟などになった際には裁判所の判断に委ねられることになります.

⑤ 患者本人の同意がなくかつ代諾同意もないなかで行われた医療行為については, 推定的同意（患者本人の意思を推測し同意があったとみなす）によってあるいは事務管理や緊急事務管理としての行為と判断される際には医師が責任を問われない正当行為となり得ることが想定されます.

⑥ 患者が未成年の場合にも同意能力の有無でその後の方針が異なってきます. 未成年者における同意能力がいつ確立するのかに関しては定立した根拠はないのですが, 概ね 15 歳を基準としながら個別に判断をしていくことになりそうです. 最近は, 未成年者が同意能力を備えている場合でも監護権による保護は消滅しない（未成年者の自己決定権と監護者の監護権は並立する）との解釈もあるようです[2]. 未成年であっても同意能力があると判断される場合には患者のみの同意で十分と思われますが, 念のために保護者からの同意を取っておくほうがその後のトラブル回避に役立つといえます.

⑦ 未成年者では同意能力の有無にかかわらず親権者である親に監護権が与えられているので（民法 820 条）親の同意はこの監護権に準拠しています. 親が未成年者の治療を含む医療行為の同意を拒否した場合, 親権に基づく子どもの利益や福祉を守る義務の放棄となりネグレクト, 児童虐待に該当し医療行為の拒否は無効とされます. この場合には, 虐待をしている親権者（親）の親権喪失を家庭裁判所に申し立て（民法 834 条, 児童福祉法 33 条の 6）, 新たに選任される未成年後見人から治療を含めた医療行為の同意を得ることができると定められています. また, 医師が親権者の職務執行停止と親権職務代行者の選任を家庭裁判所に求め（審判前の保全処分）, 職務代行者から同意を得ることが可能になっています.

JCOPY 498-04894

民法 820 条（監護及び教育の権利義務）：親権を行う者は，子の利益のために子の監護及び教育をする権利を有し，義務を負う．

民法 834 条（親権喪失の審判）：父又は母による虐待又は悪意の遺棄があるときその他父又は母による親権の行使が著しく困難又は不適当であることにより子の利益を著しく害するときは，家庭裁判所は，子，その親族，未成年後見人，未成年後見監督人又は検察官の請求により，その父又は母について，親権喪失の審判をすることができる．ただし，2 年以内にその原因が消滅する見込みがあるときは，この限りでない．

⑧ 親権者が緊急手術などの治療同意を拒否するといった緊急を要する際には，当該子どもの推定的同意あるいは事務管理，緊急事務管理の適用によって医師の医療行為は正当化されると想定されます．ただし初川は，「この場合でも子どもが死亡したなどといった場合には，何らかの民事責任を追及される可能性は否定できないが」と記しています．

以下に，未成年者の医療行為を親権者が拒否した審判例（名古屋家審 平成 18 年 7 月 25 日 判例タイムズ 1249 号 58-62 頁）を呈示し，未成年者の同意の問題について考えてみます．

事案の概要：平成 18 年に未成年者 C が誕生したが C は先天性心臓疾患に罹患していた．この疾患に対する治療としては 4，5 歳になる頃に手術を行う必要があるが，そのためには乳児期に検査および手術などを段階的に行っておく必要があった．これらの手術等を適切な時期に行わなければ根治手術を施すことは不可能になると予測される．C の主治医は親権者である A および B に C の病状や手術の必要性を説明したが，A・B は，宗教上の考えから C の手術に同意しなかった．C の手術は緊急を要することから児童相談所長は，手術の同意拒否が親権の濫用にあたるとして家庭裁判所に親権喪失宣告の申立てをした．そのうえで本案審判が確定するまでの間，A・B の親権者としての職務の執行を停止して職務代行者として弁護士 D を選任するように求めて本件の保全処分の申立てをした．

名古屋家庭裁判所の審判の要旨：事件本人（両親）らは，未成年者の親権者として適切に未成年者の監護養育に当たるべき権利を有し義務を負っているところ，未成年者は，現在，重篤な心臓疾患を患い早急に手術等の医療措置を数次にわたって施さなければ，近い将来，死亡を免れ得ない状況にあるにもかか

わらず，事件本人らは，信仰する宗教上の考えから手術の同意を求める主治医及び児童・障害者センター職員の再三の説得を拒否しているものであって，このまま事態を放置することは未成年者の生命を危うくすることにほかならず，事件本人らの手術拒否に合理的理由を認めることはできないものである．事件本人らの手術の同意拒否は，親権を濫用し未成年者の福祉を著しく損なっているものと言うべきである．事件本人らの親権者としての職務の執行を停止させ，かつ未成年者の監護養育を本案審判確定まで図る必要があるから，その停止期間中はDをその職務代行者に選任するのが相当である．

　本審判の意義として，神谷[2]は，親権者が未成年者の医療行為への同意を拒否することは親権の濫用に該当すること，さらに親権喪失などで家庭裁判所に判断を仰ぐための時間的余裕がない場合でも本審判が示す価値基準をもとに医療機関としては親権者の同意拒否を無視して未成年者に必要不可欠な医療行為を実施でき，それが違法と評価されることはないだろう，と述べています．ただし，あくまでも未成年者で同意能力がない場合に限られるようです．岩志も「親権は子を支配する権利なのではなく，むしろ子の保護のために親の責任として認められているものであるという観点から，一般的には，輸血拒否を親権の濫用にあたるとみる考え方が強い」と述べています（甲斐 2010 p.86〔岩志和一郎. 第7章 輸血拒否〕）．

医療水準に達していない未確立治療，民間療法の場合

　医療水準に達していない治療法について医師がそれを実施する義務はなく，さらにその治療法の存在を患者らに知らせたり，その治療法を実施している医療機関に転送したり紹介をする義務は生じないのが原則とされています．しかしながら，その治療法が相当数の医療機関で施行されているあるいは有効であるとの評価が固まりつつあることを医師が認識している場合には，例外的に患者らにその治療法を知らせる義務が発生することも考えられます．

　次にホメオパシーについて考えてみたいと思います．ホメオパシーという言葉に耳慣れない先生も多いと思われます．ホメオパシーは，今から約200年前にドイツの医師ハーネマンによって確立された自己治癒力を使う療法であり，症状を起こすものはその症状を取り去るものになるという同種の法則が根本原

JCOPY 498-04894

則になっています．同種の法則にプラスして症状を起こすものを非常に薄め活性化（希釈振盪）して使うことにより，体に悪影響を与えることなく症状だけを取っていく療法とされています．日本ホメオパシー医学会のホームページの紹介部分を以下に抜粋してみます（https://www.jpsh.jp 2021 年 2 月 28 日閲覧）．

「ホメオパシーは世界保健機関（WHO）が認めるように，現在世界の 80 カ国以上で用いられている補完・代替医療（CAM）です．特に欧州では約 30％のセルフケア利用率を含め，発祥国のドイツでは家庭医全体の 75％がホメオパシー薬を処方しています．日本における漢方のような存在です．（略）疾患や症状よりも病気の人，その"人"に焦点をあて，オーダーメイドの個別性と多様性を特徴とする全人的（ホリスティック）な医療です．」「ある物質（ホメオパシー薬）が健康な人に引き起こす症状と類似の症状を示している障害に対して，その物質が治療に使われるという原則です．身体の持つ自己治癒システムを刺激し，量的な反応ではなく質的な反応を引き起こし，回復をもたらすと考えられています．」「ホメオパシー薬を作る過程で（略）単なる希釈だけでなく振盪を加えることで，多様なポテンシー（potency：効力）をもつことになります．」「（ホメオパシー薬は，）一般にレメディ（re: again, medeor: cure）と呼ばれ，現在では 3000 種類以上で，約 65％が植物から，そのほか動物や鉱物などからつくられます．」

一方，ホメオパシーに対する医療界の批判は強く 2010 年 8 月 24 日付けで日本学術会議は，「日本ではホメオパシーを信じる人はそれほど多くないのですが今のうちに医療・歯科医療・獣医療現場からこれを排除する努力が行われなければ自然に近い安全で有効な治療という誤解が広がり，欧米と同様の深刻な事態に陥ることが懸念されます．そしてすべての関係者はホメオパシーのような非科学を排除して正しい科学を広める役割を果たさなくてはなりません」との談話を発表し，これに対して日本医師会や日本医学会は全面的な賛成を表明する事態になっています．一方，古川原[1] は，ホメオパシーを信頼してそれを受けたいと希望する患者が通常の医療現場にいた場合，信教上の理由に基づく意思決定は人格権の一部として尊重されるべきとの最高裁判決に沿えば，医療従事者は少なくともホメオパシーになぜ自分が消極的なのかを十分説明することが必要ではないか，と述べています．しかし，医療水準に達していない療法

について医師は説明をする義務はないとの通説もあり，そのような民間療法（ホメオパシーを信じる医師や患者は医療と考えているかもしれませんが）について医師が時間をかけて説明する義務はないといえます．また，患者が医師にいわゆる民間療法の実施を求めてきた場合，適切な診察治療を求めているとは評価されず，**医師法19条**（応招義務）の範囲にならず，この場合の診療拒否には「正当な事由」があるとされています（甲斐 2019b p.105〔水沼直樹.応招義務の歴史的展開と現代的意義（2）〕）．

インフォームド コンセントの今後とその限界

佐藤は，意思決定支援の論説のなかで，「IC は，医療の世界で少し前までよく主張された決定概念である．これは，一緒に決めているように錯覚してしまうが，患者が決めるものではなくて，医療者が決めていることについて患者が同意しているものである」と指摘しています（西田，山本 2016 p.228〔佐藤彰一.アドボケイト活動と「意思決定支援」〕）．あたかも IC は過去の概念であるかのように表現していることに注目すべきです．IC は患者の自己決定権に基づくものと考えられていますが，同意をする権限だけを意味するものかもしれません．また，認知症患者が急増する社会であるいは認知症には進展していないが認知機能の低下がみられる高齢者が増加する社会で，自己決定ができないあるいは判断能力が低下している患者に対して，医療の現場で IC の理念が今後どのように運用されていくのかあるいは運用できるのかに関して著者には予測することが難しいのです．IC に代わり得る倫理概念や法理念が必要になるかもしれません．

【参考文献】
1) 古川原明子. 治療行為とインフォームド・コンセント法理. 現代法学: 東京経済大学現代法学会誌. 2011; 20: 115-55.
2) 神谷遊. 判例評釈 未成年者への医療行為と親権者による同意の拒否. 判例タイムズ. 2007; 1249 号: 58-62.

診療（医療）情報と
個人情報保護法

　カルテや処方箋，看護日誌，検査などに記載されている患者の個人情報を全て診療（医療）情報と考えますと，医師にはこれらを第 3 者に漏洩しない守秘義務が課せられていることは当然です．さらに近年は患者自身が自己の診療情報を誰にどう提供するかを自己が決定できる権利，つまり自己情報コントロール権もまた重視されてきています．そのような風潮のなか，本章では診療（医療）情報について個人情報保護法との関わりを通じて解説を行います．

診療（医療）情報保護のための法律

　医師は，法律上で種々の義務を課されていますが，診療情報の保護義務に違反した場合いかなる罪になるのでしょうか．以下に考えられる主な罪名を列挙します．

① 秘密漏示罪（刑法 134 条 1 項）：「医師，薬剤師，医薬品販売業者，助産師，弁護士，弁護人，公証人又はこれらの職にあった者が，正当な理由がないのに，その業務上取り扱ったことについて知り得た人の秘密を漏らしたときは，6 月以下の懲役又は 10 万円以下の罰金に処する．」と規定されています．これについては第 3 章，第 7 章でも解説をしています．本罪の対象は条文のように医療従事者のなかで医師と薬剤師，助産師のみに限られています．看護師や保健師は，別途，保健師助産師看護師法 42条の 2 の「保健師，看護師又は准看護師は，正当な理由がなく，その業務上知り得た人の秘密を漏らしてはならない．保健師，看護師又は准看護師でなくなつた後においても，同様とする．」と規定され，違反すると 6月以下の懲役または 10 万円以下の罰金に処せられており，秘密漏示罪と同様に親告罪となっています（同法 44 条の 4）．医療機関の事務員らには法的な守秘義務は課せられていません．ただし，事務員らに関しては医療機関との雇用契約のなかで守秘に関しての取り決めがあるものと思います．

② 母体保護法 27 条：「不妊手術又は人工妊娠中絶の施行の事務に従事した者は，職務上知り得た人の秘密を，漏らしてはならない．その職を退いた後においても同様とする．」と規定されており，違反した場合には 6 月以下の懲役または 30 万円以下の罰金に処せられます（同法 33 条）．

③ 感染症の予防及び感染症の患者に対する医療に関する法律（感染症予防法）73 条 1 項：「医師が，感染症の患者（疑似症患者及び無症状病原体保有者並びに新感染症の所見がある者を含む．（略））であるかどうかに関する健康診断又は当該感染症の治療に際して知り得た人の秘密を正当な理由がなく漏らしたときは，1 年以下の懲役又は 100 万円以下の罰金に処する」と規定され，同法 73 条 3 項ならびに 74 条にて職務上秘密を知り得たその他の公務員や公務員であった者，業務上知り得た者がそれを漏らしたときには処罰の対象になると規定されており，医師以外の関係者にも守秘義務を課しています．

④ 民事における法責任：医療契約は準委任契約と解されることから正当な理由なく患者の秘密を漏洩したときには債務不履行責任（民法 415 条）あるいは不法行為責任（民法 709 条）を問われる可能性があります．

⑤ 個人情報保護法：別途解説をしています（p.63-6）．

本人の同意なく診療情報を第 3 者に伝えてよい場合

　患者の診療情報は，医師などの守秘義務として担保され，また患者の自己情報コントロール権を根拠として，患者本人の請求に対して開示され，第 3 者に対しては保護されることが原則とされています．しかし，例外的に患者本人の同意がなくても第 3 者への開示が正当化される場合があります（初川 2016 p.164-7）．

① 法令に基づいた行政や司法への協力行為：これには異状死体の届出義務（医師法 21 条）や感染情報の届出（感染症予防法 12 条），麻薬中毒患者の届出義務（麻薬及び向精神薬取締法 58 条の 2）などが医師に課されており，これらの状況では患者本人の承諾を得ないで届け出なくてはなりません．

② 社会一般の利益のために医師が独自に判断して行う場合：社会の公益の

62

ために医師が公開することが妥当と考えた情報がこれに該当しますが，患者個人のプライバシーとの兼ね合いもあり適否については最終的には司法の判断に委ねられることになります．

③ 黙示の同意があったと想定される場合：たとえば健康保険組合に対して患者に関する支払い請求のためのレセプトを提出したり，他院の専門医師に診断や治療に関する意見を仰いだりする際に，逐一患者の許可を受けずに行っています．診療を開始する際に暗黙の了解でこれらに同意をしているとみなされると解されるからです．

個人情報保護法の概説

2003 年成立，施行されたわが国の個人情報保護法は，**表11** に示す 5 つの法律から構成されています．①がいわゆる個人情報保護法と呼ばれるものであり，個人開業や民間の医療機関を含めた民間業者を対象とした法律です．②は行政機関，③は独立行政法人等を対象としています．医療に限定しますと，個人開業や民間病院，私立大学病院は①，国立の大学病院や国立病院機構などの独立行政法人の病院は②あるいは③が適用されます．公立病院は設立している自治体の条例が適用になります．医療の領域における個人情報の保護については医療機関の設立母体によって適用される法律がやや異なり，細かい部分ではこれらに差異が存在していますがここではそれには触れません．

これらの個人情報保護法は一般法（地域や人，事項などによって限定されない法律）であり，必ずしも医療情報の特殊性に合致しない部分もみられることから，医療あるいは介護に限定した「医療・介護関係事業者における個人情報の適切な取り扱いのためのガイドライン」が 2004 年に厚生労働省から局長通

表11 わが国の個人情報保護に関する法律（2003 年 5 月 23 日成立，同月 30 日施行）

① 個人情報の保護に関する法律
② 行政機関の保有する個人情報の保護に関する法律
③ 独立行政法人等の保有する個人情報の保護に関する法律
④ 情報公開・個人情報保護審査会設置法
⑤ 行政機関の保有する個人情報保護に関する法律等の施行に伴う関係法律の整備等に関する法律

知され，さらに現在は改正を加えて「医療・介護関係事業者における個人情報の適切な取扱いのためのガイダンス」[1] として公表されています．個人情報の保護は医療機関の設立母体の違いによって適用される法律は異なりますが，このガイダンスはすべての医療機関に共通の立場から個人情報の保護を目指しています．

　また，個人情報保護法は生存している人が対象であり，死亡した人には該当しないことから死亡した患者に関しては「診療情報の提供等に関する指針」[2] を参考にして対応することになっています．

医師が知っておくべき個人情報保護法の内容

　以下で医師が知っておくべき個人情報保護法（以下，同法）の内容を列挙します．

① 個人情報とは，生存する個人に関する情報であって，当該情報に含まれる氏名，生年月日その他の記述等により特定の個人を識別することができるもの，と定義されています（同法 2 条）．死亡した人の情報については個人情報には該当しません．

② 病院を含む医療従事者は「個人情報取扱事業者」に該当し，カルテは「保有個人データ」にあたります．2017 年の改正個人情報保護法によって，本人の病歴は特に配慮を要するものとして「要配慮個人情報」に規定されています．つまり，医療で取り扱う情報のほとんどはこの要配慮個人情報に該当しより強く保護されるように規定されています．要配慮個人情報は，一般の個人情報と異なって本人による事前の同意がなければ取得することができないのが原則です（同法 17 条 2 項）．ただし，**表12** に挙げる場合には同意を得ないで要配慮個人情報を取得できるとされています．

③ 前記によると，個人情報取扱事業者，つまり医師は，あらかじめ患者本人の同意を得ないで要配慮個人情報である病歴を取得してはならないことになります．しかし医療の現場では診療契約を結んだ時点で黙示の同意が成立していると考えられ，診療に関する情報を得る際にいちいち患者から同意を得る必要はないと解釈されます．たとえば，通院中の患者で毎

表12 個人情報保護法17条2項における同意を得ないで取得できる場合

① 法令に基づく場合
② 人の生命，身体又は財産の保護のために必要がある場合であって，本人の同意を得ることが困難であるとき
③ 公衆衛生の向上又は児童の健全な育成の推進のために特に必要がある場合であって，本人の同意を得ることが困難であるとき
④ 国の機関若しくは地方公共団体又はその委託を受けた者が法令の定める事務を遂行することに対して協力する必要がある場合であって，本人の同意を得ることにより当該事務の遂行に支障を及ぼすおそれがあるとき
⑤ 当該要配慮個人情報が，本人，国の機関，地方公共団体，第76条第1項各号に掲げる者その他個人情報保護委員会規則で定める者により公開されている場合
⑥ その他前各号に掲げる場合に準ずるものとして政令で定める場合

回の診察で病状を聞く際にその都度同意を得ていたら非効率としかいえません.

④ 同法28条で本人は個人情報取扱事業者に対して保有個人データの開示を請求できると規定されており，医療の現場でも患者本人から診療録（カルテ）などの開示を求められたときには開示をしなければならないと解釈されます. また，請求を受けたときには医療機関は速やかに開示をしなければならないとされています. 現在に至るまで診療録開示を明確に規定した法律はなかったのですが，この個人情報保護法の制定によって開示が担保されたことになります. ただし，開示を拒否できる場合として，本人（患者）または第3者の生命，身体，財産その他の権利利益を害するおそれがある場合が明示されています. この解釈が難しいのですが，たとえば末期がんで病名を告知することで患者に不都合な事態が想定される事案などが該当すると思います.

⑤ 同法23条1項で「個人情報取扱事業者は，次に掲げる場合を除くほか，あらかじめ本人の同意を得ないで，個人データを第3者に提供してはならない.」と規定され，これを医療の現場に適用すると，医師あるいは医療機関は患者の診療情報を患者の同意なく患者以外の人に漏らしてはならないことになります. この条文を厳格に運用すると，患者の病状などを配偶者や家族らに伝える場合にも患者の同意を得ないとできないことになってしまいます. しかし実際の現場では，患者にいちいち断らないで同席している家族に病状などを伝えているのが実情でしょう. 法律を厳密

に運用すると現場の診療に無駄な時間とぎくしゃくした緊張関係を生み出すだけになってしまいます.

⑥ 同法23条1項では，同意を得る必要がない場合として，法令に基づく場合と人の生命や身体，財産の保護のために必要ですが，本人の同意を得ることが困難な場合などを挙げています．前者として感染症の届出義務などがあり，後者では災害時の被災者の確認などが該当します.

⑦ 罰則として，個人情報保護委員会は，個人情報の保護などについて個人情報取扱事業者等に違反行為があった場合には必要な措置をとるべき旨を勧告あるいは命令を行うことができます（同法42条）．この命令に違反した場合，当該違反行為をした者は1年以下の懲役又は100万円以下の罰金に処すると同法83条は規定しています．同法84条では，「個人情報取扱事業者若しくはその従業者」が「その業務に関して取り扱った個人情報データベース等」を「自己若しくは第3者の不正な利益を図る目的で提供し，又は盗用したとき」は1年以下の懲役又は50万円以下の罰金に処すると規定しています．同法87条では，同法84条に挙げる違法行為を行った法人に対して1億円以下の罰金刑を科すとしています．また民事上では，不法行為に基づく損害賠償請求をなされる可能性があります.

厚生労働省通知のガイダンスで知っておくべきこと

個人情報保護法には医療に特化した規定が記載されているわけではありません．そこで厚生労働省は，医療や介護関係者を対象に個人情報保護法を医療・介護の現場で運用できる指針として「医療・介護関係事業者における個人情報の適切な取扱いのためのガイダンス」（以下，ガイダンス）[1] を2017年に公表しています（2004年に公表された「医療・介護関係事業者における個人情報の適切な取り扱いのためのガイドライン」の改訂版です）．これは医療や介護の現場で個人情報保護法を施行する際の基準となるものですが，法律ではなく行政機関による解釈にすぎません．厳密には法的拘束力はありませんし罰則規定も設定されていません．しかしながら，ガイダンスから大きく逸脱しますと他の法令違反になる可能性があり，また従わない場合に医療事故や医療訴訟で不利になることがあるので注意が必要です．以下に医師が知っておくべきガイダ

ンスの内容を列挙します.

① 診療録は患者個人の病名や病状，治療などが記載され全体として患者の個人情報に該当しますが，同時に医師の側からみますと自分が行った判断や評価なども書かれており医師個人の情報ともいえます．診療録は患者と医師ら双方の個人情報という二面性を有しています．では，医師らの個人情報の視点から診療録の開示を拒否できるかというと，ガイダンスの p.55 にて「そもそも診療録全体が患者の保有個人データであることから，患者本人から開示の請求がある場合に，その二面性があることを理由に全部又は一部を開示しないことはできない」とされています．初川も「医師や看護師の個人情報の保護は患者からの開示請求には適用がないのであって患者からの請求に応じ開示しなければならない」と述べています（初川 2016 p.184）．

② 特定の患者を学会で発表したり学会誌に報告したりする際には，氏名や生年月日，住所，個人識別符号等を消去することで匿名化されると考えられます．顔写真については一般的に目の部分にマスキングをすることで特定の個人を識別できないと考えられるようです（ガイダンス p.10 に記載されています）．ただし匿名化が困難な場合，たとえばビデオ撮影記録を呈示するなどの場合には，本人の同意を得なければなりません．

③ 個人情報保護法では個人情報の目的外利用，たとえば他医療機関の医師に専門的なアドバイスを受ける場合などには原則として本人の同意を得ることが必要とされますが，診療現場ではそのようなことを繰り返していたら非効率といえます．そこで，医療機関等にて通常必要と考えられる個人情報の利用範囲を施設内に掲示（院内掲示）しておき，患者側から明確な反対などがない場合にはこれらの範囲内での個人情報の利用について同意が得られたものと解釈されています．

④ 個人情報保護法では個人データを第 3 者に提供する際にはあらかじめ本人の同意を得ることが原則とされています．ガイダンス（p.15）でも診療現場で患者以外に病状を説明する際にはあらかじめ病状説明を行う家族らを確認し，患者本人から説明をすることの同意を得ることが望ましいとされていますが，実際の現場ではこのような煩雑な手順を踏むことはまずないでしょう.

⑤ 患者本人の希望があれば，実際に患者の世話をしている親族やこれに準ずる者（同居人など）に病状説明を行うことも許されています．また患者が求めれば説明する家族を限定することも可能です．

⑥ 意識不明の患者の病状や高度の認知症高齢者の状況を家族らに説明する場合には，患者本人の同意を得ずに行うことが可能になっています．また，家族らから病歴や既往歴，治療歴などを聴取することも可能とされています．患者の判断能力に疑義のある場合にも同様の対応が可能とされています．

ガイダンスは総論的な解説になっており，医療の現場で遭遇することのある個々の事案に関しては，2017 年 5 月に厚生労働省 個人情報保護委員会事務局から「医療・介護関係事業者における個人情報の適切な取扱いのためのガイダンス」に関する Q & A（事例集）3) が公表されています．

【参考文献】
1) 厚生労働省 個人情報保護委員会. 医療・介護関係事業者における個人情報の適切な取扱いのためのガイダンス. 平成 29 年 4 月 14 日.
2) 厚生労働省. 診療情報の提供等に関する指針. 平成 15 年 9 月 12 日. 医政発第 0912001 号.
3) 厚生労働省 個人情報保護委員会事務局.「医療・介護関係事業者における個人情報の適切な取扱いのためのガイダンス」に関する Q & A（事例集）. 平成 29 年 5 月 30 日.

医療過誤に関連する法律 (民事)

　臨床の現場で医療事故あるいは医療過誤が生じたとき，損害を受けた患者側から民事訴訟を起こされ損害賠償請求を受けることがあります．法的責任は民事責任と刑事責任に大別され，さらに行政上の罰則として行政処分を科せられることもありますが，ここでは医師あるいは医療機関における民事責任について解説を行います．

医療事故と医療過誤

　医療事故ならびに医療過誤についての厳密な定義は存在しませんが，広辞苑第7版で医療過誤は「診断・治療の不適正，施設の不備等によって医療上の事故を起こすこと」と記載されています．医事法関連書籍では，医療事故は「本来の医療行為が開始されてから終了するまでのプロセスにおいて予想外のことがおこった場合」を広く指し，それらのうち，「医療上の過誤でおこったもの」（医療側の責任が問われるもの）だけが医療過誤である，とされます（前田 2020 p.249）．また，米村は，医療過誤は「医師を始めとする医療従事者が業務を行う際に，過失ある行為をなし，これによって患者の生命・健康等に何らかの不利益が発生すること」としています（米村 2016 p.105）．初川は，「医療現場での医療の全過程において発生する人身事故の全てを含む医療事故に対して，医療過誤とは，医療事故中医療従事者が医療水準の要求する注意義務に違反し被害を発生させることをいう」と述べています（初川 2016 p.134）．医療過誤は，法的責任を発生しうる医療事故と解され広く医療事故に包摂される概念といえます．

　医療過誤の法的責任は，民事責任と刑事責任，さらに場合によっては行政処分に分かれます．**図1** に，医療過誤が発生した場合の医師や医療機関における責任の問われかたの流れを示しました．医療事故あるいは医療過誤の多くは，損害賠償請求を主体とした民事責任の有無が中心になり，悪質な場合に刑事責任も問われることが多いようです．他に国の賠償責任が問われる場合もあるでしょう．たとえば予防接種事件や薬害事件などで国の責任が問われる場合で

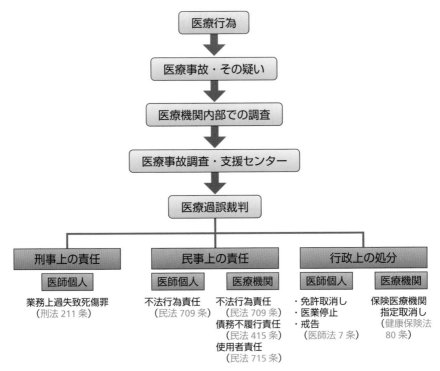

```
                    医療行為
                       ↓
               医療事故・その疑い
                       ↓
             医療機関内部での調査
                       ↓
          医療事故調査・支援センター
                       ↓
                  医療過誤裁判
```

刑事上の責任	民事上の責任		行政上の処分	
医師個人	医師個人	医療機関	医師個人	医療機関
業務上過失致死傷罪 （刑法211条）	不法行為責任 （民法709条）	不法行為責任 （民法709条） 債務不履行責任 （民法415条） 使用者責任 （民法715条）	・免許取消し ・医業停止 ・戒告 （医師法7条）	保険医療機関 指定取消し （健康保険法 80条）

図1 医師・医療機関が医療過誤において責任を問われることになる流れ

す．わが国では医療事故や医療過誤を扱う特別法は制定されていません．民事責任は，民法上の不法行為責任や債務不履行責任を通じて損賠賠償請求を問われ，刑事責任としては刑法上の業務上過失致死傷罪による処罰が一般的とされています．行政処分としては，医師個人には医師法に規定される免許取消しや3年以内の医業停止，戒告がなされ，医療機関は健康保険法80条に基づく保険医療機関の指定取消し処分などを受ける可能性があります．

医療過誤と判断される要件

医療は，人間が行う行為ですからその過程において種々のミスや判断の誤り，予想外の出来事を生じることは不可避といえます．特にリスクの高い治療ほどまた結果が芳しくないことも少なくありません．ここでは医療訴訟の根拠

となる基本的な枠組み（要件）について大島の論説（大島 2015 p.14-6）がわかりやすいので以下に援用しながら解説をしていきます.

① 損害賠償請求が成立するためには，1）患者側が権利あるいは法律上で保護される利益を有していること，2）医師の過失によって1）の権利や利益に対する加害行為が存在すること，3）損害の発生，4）加害行為と損害との因果関係の証明，の4つが揃うことが必要になってきます.

② 保護されるべき権利や利益として，患者の生命や身体，健康，自己決定権などが挙げられますが，明文化されているわけではないことからその捉えかたの見解が分かれることもあります.大島は，その1例として医師の診察時の診療態度が悪く患者が感情を害したとしてもそれが法的に保護されるべき利益とはいえず感情を害されたことによって損害賠償を請求できるわけではないと述べています.

③ 医療過誤では医師側の過失の認定が主な争点になります.過失の意味するものとして，注意義務違反という法概念によって捉えることで多くの考えかたは一致しています.この注意義務を説明する論理として，医師は，悪い結果を回避すべき義務，すなわち結果回避義務（結果回避可能性）を負っており，これを怠ったことが過失と認定されることになります.結果を回避するためにはそのような事態になることを事前に予測できなければ結果を回避することはできません.これを予見義務（予見可能性）といいますが，法的な過失はこの予見義務と結果回避義務を怠ることを意味しています.

④ 損害の発生は，患者側になんらかの不都合な状態が生じることを意味しますが，もともと患者側には疾患による不都合な状態があることからそれをどのように評価するかが争点になることも多いようです.

⑤ 医師側の過失行為と患者に生じた結果との間に高度の蓋然性が立証されることが必要です.蓋然性とは，広辞苑第7版では「ある事が実際に起こるか否かの確実さの度合い」と記載されています.

初川は,「因果関係の存在は，科学的に合理的であって，通常人の目から判断して関係があると考えられる程度のものであれば足るのであって，科学的に完全に証明される必要はない」と述べ，さらに「裁判所は，（略）想定される行為

が為されていたならば事故は発生しなかったであろうことを立証すれば，因果関係は証明されたとしている」と論述しています (初川 2016 p.142). つまり医療訴訟における因果関係は，自然科学的な証明ではなく間接事実を積み上げ総合的に評価することによって証明（立証）できることになるのです.

　医療水準が求める注意義務に違反したと判断される場合に過失の可能性が出てくるのです. ここでのポイントは医療水準をどう判断するかになりますが，通説では「診療当時のいわゆる臨床医学の実践における医療水準」となっています. つまり最先端医学でまだ臨床の現場に普及していない医学的水準は判断材料とはならないのです.

　「診療当時のいわゆる臨床医学の実践における医療水準」といっても大学病院や特定機能病院もあれば小都市の小規模病院，個人開業の医院・クリニックではその医療水準が異なることは当然です. さらに大都会の医療機関とへき地・離島のそれでは機能は大きく異なります. 医療水準は全国一律と規定する絶対的医療水準と各医療機関の機能や地域差などを考慮した相対的医療水準に分類されますが，医療過誤などの裁判で適用されるのは後者の相対的医療水準になります. この臨床医学における医療水準に達しない医療を行い，かつ最善の注意義務に違反したと判断されますと損害賠償責任が発生します.

　注意義務としては，医師個人として注意義務違反あるいは安全確保（注意）義務違反が想定されます. 医療契約の当事者になる医療法人には使用者責任を問われることになります.

医療事故における因果関係の認定の根拠とその困難さ

　前述のように医師の責任が認定される前提として，医師の過失行為と患者の損害の間に因果関係が立証されなければならないのですが，医療事故あるいは医療過誤ではこの因果関係の認定が困難になることが多いといえます. 秋吉は，因果関係の判断が困難になる要因として，①因果の流れが身体内部で進行すること：因果を可視的に直接把握することが困難な場合が多い，②患者の身体反応が千差万別なこと：同じ医療行為を複数の患者に行っても患者の病状や精神・身体の状況，生活環境などによって異なる反応を示すことから当該患者の反応を具体的に予測することが困難な場合が多い，③原因行為の特定の困難

JCOPY 498-04894

さ: 悪しき結果が生じたとしても，それが医師の責任原因による結果なのかあるいはやむを得なかった病状の進行なのか，この区別が困難な事例が少なくない，④医療行為の特性: 追試験や人体を利用した試験が不可能なので未解明な部分が極めて多く存在する分野といえる，ことを指摘しています（高橋 2019 p.589-610 〔秋吉仁美. 第 27 講 因果関係〕）．つまり，治療を含めた医療には不確実な要因が多いこと，もともと患者には疾病が存在し，たとえば患者が死亡したとしてもそれが過失によるものなのかあるいは疾病の自然経過なのか不明なことが多いこと，死亡したあるいは損害を受けた患者について別の治療行為の再現ができないことなどが判断の困難さの理由になるのです．では，法的にはこの因果関係をどのように認定しているのでしょうか．いくつかの考えかたがあります．

① 東大ルンバール事件の最高裁判決[1] では，「訴訟上の因果関係の立証は，一点の疑義も許さない自然科学的証明ではなく，経験則に照らして全証拠を総合検討し，特定の事実が特定の結果発生を招来した関係を是認しうる高度の蓋然性を証明することであり，その判定は，通常人が疑を指し挟まない程度に真実性の確信を持ちうるものであることを必要とし，かつ，それで足りるものである」としており，以降の因果関係の判断の判例理論として確立しています．つまり医療事故あるいは医療過誤における因果関係の認定根拠として自然科学的証明を用いず，通常人が疑を指し挟まない程度に真実性の確信でよいとの基準を示したものといえます．大島は，高度の蓋然性というのは数字で表すことは困難であるが，あえて数字で説明すると 80％程度確かであるという状態を指すと考えられる，と述べています（大島 2015 p.115）．

② B 型肝炎陽性の肝硬変患者において肝臓癌発見のための検査を怠ったことで患者が死亡した事案[2] では，医師が注意義務を尽くして診療行為を行っていたならば患者がその死亡の時点においてなお生存していたと認められる高度の蓋然性が証明されれば，医師の不作為（肝臓癌発見のための適切な検査をしなかったこと）と患者の死亡との因果関係を肯定できるとしています．つまり，適切な診療行為がなされていたならば死亡時よりもさらに長く生きていたであろうと判断されるときには，医師の不作為と死亡との間で因果関係が成立するとされるのです．ただし証明度は，①でいう高度の蓋然性が維持されるとのことです．

③ 医療行為と患者の死亡との間に因果関係が証明されない場合でも，適切な医療行為がなされたならば死亡時においてなお生存していた相当程度の可能性が存在するとき，医師は患者に対して不法行為による損害賠償責任を負う，との判決例があります（最二小判 平成12年9月22日）．この場合，死亡に限らず重大な後遺症が残った場合にも適用されるようです（最三小判 平成15年11月11日）．

わが国における医療訴訟の状況と特殊性

図2 は，1993～2018年の全国の医事関係訴訟事件数（新受件数）の推移を示したものです．新受件数は，1993年から一貫して増え続けていましたが2004年をピークに減少傾向に転じ2018年までの10年間ではほぼ年間800件前後で推移していることがわかります[3]．

大島は，医療訴訟の特徴として，①専門性: 医療訴訟は極めて専門性が高く

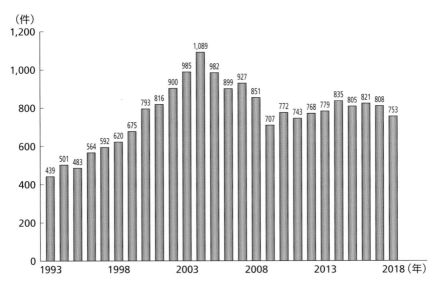

図2 医事関係訴訟の新受件数の年次推移
2004年までの数値は各庁からの報告に基づく概数．
最高裁判所. 裁判の迅速化に係る検証に関する報告書（第8回）（令和元年7月19日）
2.1.2 個別の事件類型の概況図15を著者が一部改変して作成

JCOPY 498-04894

専門家でないと医師側の過失の立証を含めて対応が困難である，②医療の不確実性と判断の困難性：治療を含めて試行錯誤の要因がある，結果をすべて予見できない，疾患の自然経過と事故との判別が困難，③個別性：同じ治療でも患者個々で結果などが異なり過失の所在も個々の事案で異なる，④証拠の偏在：重要な証拠であるカルテを被告側（医療機関）が所有する，⑤医師と患者の緊張関係：両者の信頼関係が壊れ心理的な対立状況が存在する，を挙げています（大島 2015 p.7-9）．

　近藤は，現職の裁判官の立場から医事関係訴訟事件の特殊性を論述しています．以下にその要点を列挙してみます（樋口，岩田 2007 p.232-8〔近藤昌昭. 民事訴訟の現状〕）．

① 前述の大島と同様に，裁判に関する証拠が医療機関側に偏在しており，その医療機関からの協力あるいは裁判所の命令によるカルテなどの提出が訴訟の前提になっています．この際に医療機関側の意識は，責任追及の俎上に載せられながら，責任追及の資料などについて自ら積極的に協力するよう裁判所から迫られ複雑な思いであろう，と述べています．

② 現在の医事関係訴訟事件の判断枠組みが，患者側の期待（診療行為をしている以上，疾病は治癒するとの前提であることが多い）と医療側の実情（医療行為ではミスや過失は避けられない）にマッチしているのかが問題といえます．つまり，両者の考え方に大きな齟齬が存在していることが医療訴訟の背景になっているということです．

③ 不法行為責任では，患者側が医療機関側の過失を立証しなければならないことが前提になっていますが，医療訴訟ではこれが本来的に難しい構造を有しています（次項参照）．

④ 医師といえども人であって診療行為も人が行うので当然過失もありうる．医療訴訟では過失の有無を判断し，損害を被った原告（患者）に対しては損害の公平な分担による解決がされるように損害賠償責任の有無を考えるべき，と指摘しています．

⑤ 近藤の私見として，医師が無過失を立証できない場合には損害賠償義務を課すとともに，損害賠償義務が認められた場合には，保険によって塡補されるような仕組みを創設すべきである，と提案しています．

⑤については，医師側にとってなかなか厳しい意見であるように著者は感じます．

不法行為責任の概要

医療過誤で医師あるいは医療機関が民事で訴えられる場合，不法行為責任（民法 709 条）あるいは債務不履行責任（民法 415 条）が法的根拠になります．両者が並存する場合も少なくありません．民法 709 条には「故意又は過失によって他人の権利又は法律上保護される利益を侵害した者は，これによって生じた損害を賠償する責任を負う．」と規定されており，医療側の違法行為によって患者側に損害が生じたと判断されますと損害賠償責任が医療側に発生してきます．前田によると不法行為の成立には以下の要件が揃うことが必要となります（前田 2020 p.250-2）．

① 自己の故意または過失による行為に基づくこと（故意，過失）
② 他人の権利または利益を違法に侵害したと認められること（権利侵害，違法性）
③ 自己の行為により他人に損害が生じたこと（因果関係，損害発生）
④ 行為者（加害者）に責任能力があること（責任能力）

以上の要件のなかで，①の項目で医師が故意に不法行為をおかすことはまず考えられないので医師の過失（なんらかの注意を怠ったこと）が要件になり，この過失を立証する責任は患者側が負うことになります．言い換えますと医師側が過失の有無を証明する必要はないことになります．④については医師や看護師は資格要件から無責任能力者に認定されることはないので問題にはなりません．もちろん，診療をした医師が認知症に進展し事理弁識能力を喪失している場合には心神喪失とされるので罪を問われることはありませんがそのようなケースは皆無であろうと思います．そこで医療過誤などで不法行為責任を問われる際に問題となるのは，主に①過失の認定と③因果関係の立証になるといえるのです．

医療過誤における民法の原則は過失責任主義を採用しているので，不法行為責任の追及では過失の存在ならびに権利を侵害されたこと，過失と権利損害間での因果関係のすべてを原告側，つまり患者側が立証（証明）することが求め

JCOPY 498-04894

られます．ですから原告にとってはハードルの高い責任追及になるかと思います．

債務不履行責任の概要

　医療契約は，民法上で準委任契約と解されることから契約などの法律行為を委託する委任契約（民法 643〜656 条）の規定が適用されます．つまり医療契約は委任契約に準じたものと規定されることから，受任者である医師や医療機関は患者に対して善良な管理者としての注意義務（善管注意義務）を負うことになります（民法 644 条）．この善管注意義務違反が以下に述べる債務不履行責任の際に問題になってくるのです．

　民法 415 条 1 項では，「債務者がその債務の本旨に従った履行をしないとき又は債務の履行が不能であるときは，債権者は，これによって生じた損害の賠償を請求することができる．ただし，その債務の不履行が契約その他の債務の発生原因及び取引上の社会通念に照らして債務者の責めに帰することができない事由によるものであるときは，この限りでない.」とされ，債務者を医師あるいは医療機関，債務を医療行為，債権者を患者に置き換えると「医師あるいは医療機関がその医療行為の本旨に従った履行をしないときは，患者は，これによって生じた損害の賠償を請求することができる」と言い換えることができます．ここでいう債務とは，診療当時のいわゆる臨床医学の実践における医療水準に即して適正な医療をなすことに該当します．つまり医師や医療機関が適正な診療を行わずに患者の状態を悪化させた場合には，本来の債務（医療行為）がなされなかったことから債務不履行に該当する（法律用語では構成する）ことになるのです．

　債務不履行が成立するためには，①医師あるいは医療機関に責任となる理由が存在すること，②行うべきことを行わなかったことによって患者側に損害が発生したこと，が必要になってきます．①がいわゆる注意義務（善管注意義務）違反に該当し，医師側あるいは医療機関は自らこの注意義務違反がなかったことを証明（法的には立証）しない限り患者に対する損害賠償責任を負うことになります．

民法 644 条（受任者の注意義務）：受任者は，委任の本旨に従い，善良な管理者の注意を
もって，委任事務を処理する義務を負う．

不法行為責任と債務不履行責任との違い

　では，不法行為責任と債務不履行責任との違いはどこにあるのでしょうか．
医療は当事者同士（医療機関と患者）の間で締結される契約であり，債務不履
行責任は契約責任とも呼ばれるように契約当事者間での係争になるのですが，
不法行為責任はそうした関係の有無にかかわりなく責任を追及することができ
ます．つまり医療機関に勤務する医師や看護師らは患者との間で契約上の責任
を負っているわけではないので，これらの医療従事者に損害賠償を直接請求す
る場合には不法行為責任という法律構成をとらなければならないといえます．
以下に両者の違いを解説します．

① 立証責任の違い

　不法行為では，過失が成立要件のひとつになっており患者側（被害者）が医
師あるいは医療機関（加害者）に過失があったことを立証（証明）しなければ
なりません．一方，債務不履行には過失の規定はなく医師あるいは医療機関に
帰すべき責任がある（注意義務違反）ことが成立要件のひとつになるので，医
師あるいは医療機関側（加害者）が責めを負うべき理由（帰責事由）はないこ
とを立証（証明）しない限り賠償責任を負うことになります．医師あるいは医
療機関としては債務不履行責任で訴えられるほうが荷が重いように感じます
が，実体的な責任範囲を含めて両者の差異はほとんどないとされることが多い
ようです（米村 2016 p.107）．

② 時効期間の違い

　以前の民法では両者で損害賠償請求権の消滅時効の期間が異なっていました
が現在はほぼ同じと考えてよいようです．医療に関する規定（2020 年 4 月 1
日施行の改正民法）によって，生命または身体を害する不法行為については被
害者（患者）がその損害や加害者を知ったとき（主観的起算点）から 5 年を過

JCOPY 498-04894

ぎると請求権が消滅します（改正前は3年でした）．次いで不法行為があった
とき（客観的起算点）から20年を過ぎると同様に請求権が消滅します（民法
724条，同724条の2）．債務不履行が適用される一般の消滅時効が5年と10
年の原則（民法166条）に対して，改正民法では生命または身体障害に関する
債務不履行では主観的起算点は5年で以前と変わりありませんが，客観的起算
点からの消滅時効期間が10年から20年に変更になっています（民法167
条）．

民法724条（不法行為による損害賠償請求権の消滅時効）：不法行為による損害賠償の請
求権は，次に掲げる場合には，時効によって消滅する．
1 被害者又はその法定代理人が損害及び加害者を知った時から3年間行使しないとき．
2 不法行為の時から20年間行使しないとき．
民法724条の2（人の生命又は身体を害する不法行為による損害賠償請求権の消滅時
効）：人の生命又は身体を害する不法行為による損害賠償請求権の消滅時効についての
前条第1号の規定の適用については，同号中「3年間」とあるのは，「5年間」とする．
民法166条1項（債権等の消滅時効）：債権は，次に掲げる場合には，時効によって消滅
する．
1 債権者が権利を行使することができることを知った時から5年間行使しないとき．
2 権利を行使することができる時から10年間行使しないとき．
民法167条（人の生命又は身体の侵害による損害賠償請求権の消滅時効）：人の生命又は
身体の侵害による損害賠償請求権の消滅時効についての前条第1項第2号の規定の適用
については，同号中「10年間」とあるのは，「20年間」とする．

③ 近親者固有の慰謝料
　民法711条では，他人の生命や身体を侵害した者に対して被害者の父母およ
び配偶者，子への損害賠償義務が規定されており，いわゆる慰謝料（精神的な
損害を金銭に見積もったもの）に該当します．この慰謝料は不法行為の場合に
は認められますが，債務不履行による損害賠償については近親者に固有の慰謝
料を認める根拠規定はなく民法711条の類推適用も否定されているとのこと
です（大島2015 p.14）．つまり債権者ではない遺族らが債務不履行を理由に慰謝料
を請求することはできません．

民法 711 条（近親者に対する損害の賠償）: 他人の生命を侵害した者は, 被害者の父母, 配偶者及び子に対しては, その財産権が侵害されなかった場合においても, 損害の賠償をしなければならない.

④ 相殺の受動債権とすることの禁止

改正民法では, 不正行為と債務不履行を問わず「生命または身体の侵害による損害賠償の債務」について相殺を禁止する, とされました（民法 509 条）. その結果, 医療過誤による損害賠償請求権に対しては, 債務不履行責任と不法行為責任のいずれを根拠としようと相殺を主張することが許されなくなりました. 改正前には債務不履行責任にはこのような制限は規定されていませんでした（甲斐 2019b p.32〔平野裕之. 社会保険医療における医療過誤―不法行為法による救済〕）.

民法 509 条: 次に掲げる債務の債務者は, 相殺をもって債権者に対抗することができない. ただし, その債権者がその債務に係る債権を他人から譲り受けたときは, この限りでない.
1 悪意による不法行為に基づく損害賠償の債務
2 人の生命又は身体の侵害による損害賠償の債務（前号に掲げるものを除く.）

医師側の過失はどのように判断されるのか

不法行為責任ならびに債務不履行責任における過失あるいは帰すべき責任は, 注意義務違反とほぼ同義語と考えられ, 過失の判断基準は医療水準であると解されることが一連の最高裁判決によって確立しています（大島 2015 p.18-22）. 具体的には「注意義務の基準となるべきものは, 診療当時のいわゆる臨床医学の実践における医療水準である」（最三小判 昭和 57 年 3 月 30 日）となっています. 医療水準といっても医療機関の性格や地域の医療環境などによって異なることは当然であり, それらの特性を踏まえた上でのその医療機関や医師にとっての水準基準となりこの相対的医療水準に反すると過失と認定されることになります.

医師の過失を判断する際に「予見義務（予見可能性）」「結果回避義務（結果回避可能性）」という概念も使用されます. たとえば, 夜間にライトをつけず一

JCOPY 498-04894

般道で法定速度を超えて走行し歩行者をはねた場合を考えます．このような状況で運転者は注意を払って運転していたから過失がないと主張はできません．そのようなときには人身事故を起こす可能性があることを想定し，ライトを点灯する，法定速度を守り慎重に運転する，あるいはそもそも夜間に無点灯で運転をしないなどの対策を講じるべきだったのです．無点灯で速度違反をすれば交通事故を起こすかもしれないと考えることが予見義務であり，悪しき結果を回避する対策を講じることが結果回避義務に該当します

　過失を判断する際，医療水準と予見義務，結果回避義務という2つの判断原則が並立しているわけではありません．「医療水準は新たな治療法をすべき義務があったかが問題となる場面での理論であり，いかなる医療行為をすべきかということについての基準となるものである」と大島は述べています（大島 2015 p.24）．ですから，すでにある治療あるいは対応をすべきであるとの医療水準が確立している場合には，その事態の発生を予見できるかあるいは予見したか（予見義務），その結果を回避するための対策を実際に講じたか否か（結果回避義務）が過失の判断根拠になるのです．大島は，「医療水準が明らかであって，医療水準で確立している義務からの逸脱の有無・程度を問えば足りる場合には医療水準という概念を援用せずに，過失判断をしていると考えられる」とも述べています（大島 2015 p.24）．

　法律書の文言は迂遠でわかりにくいのですが著者なりの解釈としては，医療事故における過失の判断は，予見義務や結果回避義務の是非を通じて注意義務（善管注意義務）に違反があったのかなかったのかが基準となり，それを判断するためには診療当時のいわゆる臨床医学の実践における医療水準に合致していたのか否かを根拠としているということです．さらに純粋に医療水準自体が検討されるのは，新たな治療法が出現してきたとき，その治療法をいつ，どこで，誰が運用するのかあるいは運用するべきであるかを判断する場面のみになるといえます．

医療水準と医療慣行

　医療水準という確固たる概念が存在しているわけではありません．その当時の診療レベルや地域特異性，医療機関の位置付けなど多くの要因によって時代

とともに変化，変貌していく極めて抽象的な概念といえます．ですから，すべての医療事故や医療過誤に共通する医療水準というものはあり得ないのです．個々の医療過誤において争点となっている医療行為についての相対的医療水準しか存在し得ないのです．また，臨床医が行っている一般的な医療行為がすべからく医療水準に該当するわけでもありません．規範的に不適切な医療行為は医療水準とみなされずむしろ排除されると考えるべきです．虫垂炎切除術のために腰椎麻酔を受けた患者が脳機能低下に陥った事案で最高裁判決（最三小判平成8年1月23日）は，「医療水準は，医師の注意義務の基準（規範）となるものであるから，平均的医師が現に行っている医療慣行とは必ずしも一致するものではなく，医師が医療慣行に従った医療行為を行ったからといって，医療水準に従った注意義務を尽くしたと直ちにいうことはできない」としています．医師が一般的に通常の臨床で行っている医療行為，それを医療慣行と呼ぶとすると，医療慣行に従っていたから過失はない，とはならないのであり，その医療慣行がその当時の医療水準に合致するかが問われることになるのです．つまり医療水準と医療慣行は法的には峻別される概念といえるのです．

　一方，医師であり弁護士でもある田邉は，「一般に医療慣行は，本来合理的な根拠を有するがゆえに多くの医師の支持を得て慣行となるものであり，現実の医療の実践のために現実的な姿として医学知見や医療上の経験則を集約しているものである．…（略）…医療慣行をまずは重視し，添付文書も含めてさまざまな医学知見やエビデンスから，それが固陋（著者註：「ころう」と読む．古い習慣や考えに固執し新しいものを好まないこと）・不合理なものに過ぎないとの証明があってはじめて否定されるべきものであろう」と述べています（田邉 2017 p.127）．法律家の意見としては少数でしょうが医療従事者としては首肯できる考えでもあります．

■複数の治療法が存在しているときの法解釈

　臨床医学の実践における医療水準に適合する複数の検査や治療法が存立しているとき，どれを選択するかは医師の裁量に任されるとされています．たとえば，AとBという治療法があって，患者はAの治療法を希望したが医師はBの治療法を選択した結果，Bの治療法が芳しくない結果をもたらしたからといっ

てBの治療法を選択したこと自体について医師が過失を問われることはありません．また同様にAとBとのふたつの治療法があり，Aを患者が希望し，医師がBを選択した場合，Aの治療法が当時の医療水準に照らして不適切，つまり医療水準に合致していなかった場合にはAを選択すべきであったとの患者の主張は失当とされます．一方，医師が選択したBの治療法が当時の医療水準として不適切であった場合にはその治療を実施した医師の過失は免れないといえます（大島 2015 p.50-1）．

医療事故，医療過誤の紛争処理

医療行為に関して患者側と医療機関で紛争が生じたときの解決策を考えていきます．ここでは，野﨑の論説（野﨑 2020 p.117-9）を援用しながら解説をします．紛争解決の手段として①示談，②調停，③訴訟に大別され，さらに③のなかで訴訟上の和解という制度がみられる．

① 示談：当事者同士が話し合って解決する方法であり，まずこの方法をとられることが多いといえます．示談の多くは裁判外の和解（民法695条）という性格をもちます．示談（和解）が成立しますと示談書（和解契約書）が作成され当事者はこの示談書の内容に拘束されます（民法695条，696条）．後日一方の当事者が紛争を蒸し返さないためとされます．示談では裁判所の関与はありません．

民法695条（和解）：和解は，当事者が互いに譲歩をしてその間に存する争いをやめることを約することによって，その効力を生ずる．
民法696条（和解の効力）：当事者の一方が和解によって争いの目的である権利を有するものと認められ，又は相手方がこれを有しないものと認められた場合において，その当事者の一方が従来その権利を有していなかった旨の確証又は相手方がこれを有していた旨の確証が得られたときは，その権利は，和解によってその当事者の一方に移転し，又は消滅したものとする．

② 調停：当事者同士の話し合いが原則ですがこれに裁判所が関与する手段です．裁判官と調停委員による調停委員会が仲立ちし当事者同士が譲る

べきところを譲って解決を図ることになります（民事調停法 1 条）．合意内容は，判決と同じ効力を持つ調停証書に記載され，その合意に従わないときには強制執行をすることも可能となっています．

民事調停法 1 条：この法律は，民事に関する紛争につき，当事者の互譲により，条理にかない実情に即した解決を図ることを目的とする．

③ 訴訟：調停が不成立の場合，訴訟に発展することになり裁判所が法律によって強制的に紛争の解決を行うことになります．提訴から口頭弁論，判決，確定の経過を経ていきます．言い渡された判決に不服があれば，上訴することもできますが，その申し立ては判決正本を受け取ってから 14 日以内とされています（民事訴訟法 285 条）．判決が確定しますと同じ内容で再度提訴することはできないとされています．判決は当事者に対して強制力を持つことになります．

民事訴訟法 285 条（控訴期間）：控訴は，判決書又は第 254 条第 2 項の調書の送達を受けた日から 2 週間の不変期間内に提起しなければならない．ただし，その期間前に提起した控訴の効力を妨げない．

④ 訴訟上の和解：訴訟の経過中に裁判所が当事者相互で話し合いを持つことを勧め判決前に和解の手続きをすることで紛争を終結させる方法です．和解の成立によって和解調書が作成され，これは判決と同じ効力を持ちます（民事訴訟法 267 条）．

民事訴訟法 267 条（和解調書等の効力）：和解又は請求の放棄若しくは認諾を調書に記載したときは，その記載は，確定判決と同一の効力を有する．

裁判外紛争解決手続（ADR）

民事に関する紛争では，裁判所による法的な強制力の行使によって紛争を解

JCOPY 498-04894

決する以外に当事者同士の話し合いによる解決の手段も考えられます．前項で解説した示談や調停もこの処理方法のひとつといえます．ここでは，これら以外に裁判外での紛争処理について解説をしていきます．この裁判外紛争解決手続（Alternative Dispute Resolution：ADR）は，2004年12月に裁判外紛争解決手続の利用の促進に関する法律（以下，同法）が制定されてから利用が活発化してきています．この法律では，民間紛争解決手続という用語は「民間事業者が，紛争の当事者が和解をすることができる民事上の紛争について，紛争の当事者双方からの依頼を受け，当該紛争の当事者との間の契約に基づき，和解の仲介を行う裁判外紛争解決手続をいう．」（同法2条1号）と規定されています．さらに「民間紛争解決手続を業として行う者」は，「その業務について，法務大臣の認証を受けることができる」（同法5条）とされ，認証という手段によって民間事業者の質が担保されています．手続実施者（紛争の仲介を実施する者）が弁護士でない場合には弁護士の助言を受けられる措置が講じられていることも事業者認証の条件になっています（同法6条5項）．**表13**に裁判とADRとの違いを示しました．

ADRを具体的に述べますと，民事上のトラブルについて当事者らと利害関係のない公正中立な第3者が当事者間に入り，双方の言い分を十分聞きながら専門的な立場から紛争解決を図る方法です．その手続きは，

表13 裁判と裁判外紛争解決手続 ADR の違い

	裁判	ADR
主体	裁判所	各分野の専門家
手続きの進行	民事訴訟法に従った手続きで進む	当事者らのニーズに応じ柔軟な手続きの進行が可能
秘密の保持	公開	非公開
費用	裁判の訴訟費用がかかる	ADR 事業者に支払う費用
強制執行力	あり	なし
手続き・解決の速度	手続きが煩雑，解決まで時間がかかることが多い	手続きは簡単で早めの解決を期待できる
時効について	裁判手続等で更新される（改正民法）	時効の更新が認められる

「法的トラブル解決には，『ADR（裁判外紛争解決手続）』」政府広報オンライン（2020年9月25日）．https://www.gov-online.go.jp/useful/article/201507/2.html（2021年2月28日閲覧）から著者作成

① ADR を利用したい人（申立人）が ADR 事業者に申立てを行います.
② ADR 事業者は, 申立てを受理すると ADR 手続きの開始を相手方に連絡をします（相手方が開始に応じなければ ADR の開始は不可能になります）.
③ 相手側の合意があり ADR が開始されますと, ADR 事業者により選任された手続実施者が間に入り申立者と相手方の話合いが行われます.
④ 申立者と相手方が互いに合意すれば ADR は終了となります.

（「法的トラブル解決には, 『ADR（裁判外紛争解決手続）』」政府広報オンライン（2020 年 9 月 25 日）. https://www.gov-online.go.jp/useful/article/201507/2.html（2021 年 2 月 28 日閲覧）から）

ADR で扱える紛争には, 知的財産や消費者問題, 労働, 生活環境などとともに医療も含まれています. 医療過誤に関する ADR に関しては, 「全体的には第 3 者による示談交渉の側面が強く, 広範な事実関係の調査や原因解明を行うことは想定されていないようである」との指摘もみられます（米村 2016 p.163）. 中村は, 臨床的 ADR 論として実際の ADR 場面を想定した上での解説を行っています（西田, 山本 2016 p.185-204〔中村芳彦. 臨床的 ADR 論—個別的なるもの〕）. 興味のある読者は一読されるとよいでしょう.

【参考文献】

1) 水野謙. ルンバール施行後の脳出血と因果関係. 医事法判例百選 第 2 版. 別冊 Jurist 219. 有斐閣; 2014. p.136-7.
2) 越後純子. 医師の不作為と患者の死亡との間の因果関係. 医事法判例百選 第 2 版. 別冊 Jurist 219. 有斐閣; 2014. p.140-1.
3) 最高裁判所. 裁判の迅速化に係る検証に関する報告書（第 8 回）. 令和元年 7 月 19 日.

JCOPY 498-04894

医療過誤に関連する法律 (刑事)

　侵襲的医療行為は，法的には傷害罪（刑法 204 条）の要件を満たすことは前述しましたが，実際には 3 要件（医学的適応性，医術的正当性，患者の同意）が成り立てばその違法性は阻却されます．医療の現場で刑事責任を問われる場合は，業務上過失致死傷罪がほとんどであるといわれています．医療過誤の法律構成として傷害罪を問われる可能性もあるのですが，実際に傷害罪で起訴された事案は皆無だそうです．本章では，知っておくべき刑事責任を中心にして解説を行います．

医師の刑事責任

　医療事故あるいは医療過誤において医師が問われる可能性のある刑事責任として以下のものが想定されます．

① 業務上過失致死傷罪（刑法 211 条）：「業務上必要な注意を怠り，よって人を死傷させた者は，5 年以下の懲役若しくは禁錮又は 100 万円以下の罰金に処する．」重大な過失により人を死傷させた者も，同様とする．次項で詳しく解説をします．

② 傷害罪（刑法 204 条）：「人の身体を傷害した者は，15 年以下の懲役又は 50 万円以下の罰金に処する．」医療過誤では故意や余程悪質な過失でなければ傷害罪を問われる可能性は非常に低いといえます．

③ 証拠隠滅罪（刑法 104 条）：「他人の刑事事件に関する証拠を隠滅し，偽造し，若しくは変造し，又は偽造若しくは変造の証拠を使用した者は，3 年以下の懲役又は 30 万円以下の罰金に処する．」たとえば，雇用している医師の医療過誤に際して院長らが診療録を書き換えた場合（カルテ改ざん）に適用されます．ただし，医療過誤をおかした医師自身が患者のカルテを改ざんしたときには証拠隠滅罪にはなりません．なぜならば犯人が自己の犯行を隠蔽しても証拠隠滅罪には該当しないからです．この場合には医師本人は本罪には問われませんが，訴訟になると裁判官の心証はかな

り悪くなるといえます．その 1 例として電子カルテの改ざんが認定された事例があります（大阪地判 平成 24 年 3 月 30 日）．この事案は，うつで通院していた患者が過量服薬で死亡したことに対して主治医に注意義務違反があったかどうかが争われたものです．その過程で医師による 10 カ所近くに及ぶ電子カルテの改ざんが判明し，改ざん以外の部分でも主治医の供述の信頼性が否定される結果となっています．

④ 虚偽診断書等作成罪（刑法 160 条）：「医師が公務所に提出すべき診断書，検案書又は死亡証書に虚偽の記載をしたときは，3 年以下の禁錮又は 30 万円以下の罰金に処する．」民間病院の医師あるいは個人開業している医師に適用されます．

⑤ 虚偽有印公文書作成罪・同行使罪（刑法 156 条）：「公務員が，その職務に関し，行使の目的で，虚偽の文書若しくは図画を作成し，又は文書若しくは図画を変造したときは，印章又は署名の有無により区別して，前二条の例による．」国公立病院に勤務する医師に適用されます．

⑥ 異状死体の届出義務違反（医師法 21 条）：「医師は，死体又は妊娠 4 月以上の死産児を検案して異状があると認めたときは，24 時間以内に所轄警察署に届け出なければならない．」これに違反しますと 50 万円以下の罰金に処せられます（医師法 33 条の 2）．この違反に関しては別項で解説をしています（p.33〜4, 91）．

⑦ 保護責任者遺棄罪（刑法 218 条）：「老年者，幼年者，身体障害者又は病者を保護する責任のある者がこれらの者を遺棄し，又はその生存に必要な保護をしなかったときは，3 月以上 5 年以下の懲役に処する．」医療契約に基づき医師には患者の保護義務が発生し，医師法からは応招義務が課せられているので，緊急を要する急患患者などの診療などを拒否した場合には法的には本罪が適用される可能性はありますが，実際にはその可能性は低いといえるでしょう．

⑧ 業務上堕胎罪（刑法 214 条）：「医師，助産師，薬剤師又は医薬品販売業者が女子の嘱託を受け，又はその承諾を得て堕胎させたときは，3 月以上 5 年以下の懲役に処する．よって女子を死傷させたときは，6 月以上 7 年以下の懲役に処する．」

⑨ 秘密漏示罪（刑法 134 条 1 項）：「医師，薬剤師，医薬品販売業者，助産

JCOPY 498-04894

師，弁護士，弁護人，公証人又はこれらの職にあった者が，正当な理由がないのに，その業務上取り扱ったことについて知り得た人の秘密を漏らしたときは，6 月以下の懲役又は 10 万円以下の罰金に処する.」医師は，診療上で知り得た患者の秘密，要するに診療情報を含めた個人情報を第 3 者に漏らさない守秘義務を負っています. ただし，正当な理由，たとえば患者本人が同意した場合や法律上の義務（感染症予防法など）があるときにはその違法性は阻却されます. ちなみに医師法には業務上の秘密を守る義務（守秘義務）についての規定はありません. 保健師ならびに看護師，准看護師に対しても保健師助産師看護師法 42 条の 2 にて守秘義務を課しています. 医師が診療に関連して秘密漏示罪に問われたケースとしては，精神科医が少年保護事件の鑑定資料や鑑定結果を記載した書面を同事件の取材をしていたフリージャーナリストに自由に閲覧・謄写させた事案があるだけのようです. 最高裁は秘密漏示罪の成立を認め懲役 4 月，執行猶予 3 年を言い渡しています[1].

⑩ 殺人罪（刑法 199 条）：「人を殺した者は，死刑又は無期若しくは 5 年以上の懲役に処する.」医療過誤に関連して殺人罪が適用された事例はありませんが，「安楽死」をめぐる事件で医師に殺人罪が適用されたことがあります. いわゆる東海大学病院事件といわれるもので，多発性骨髄腫の末期に家族からの強い要望で種々の手段を講じた後，最終的に塩化カリウム製剤を希釈せずに静注し死亡に至らしめたとして殺人罪に問われた事件です. 判決は懲役 2 年，執行猶予 2 年（情状酌量による減刑）の有罪になっています.

■ 業務上過失致死傷罪とは

刑法 211 条（業務上過失致死傷等）に「業務上必要な注意を怠り，よって人を死傷させた者は，5 年以下の懲役若しくは禁錮又は 100 万円以下の罰金に処する. 重大な過失により人を死傷させた者も，同様とする」と規定されています. 判例では業務とは，① 本来人が社会生活上の地位に基き，② 反覆継続して行う行為であって，③ その行為は他人の生命身体などに危害を加えるものであることを必要とする，としています（最一小判 昭和 26 年 6 月 7 日，最二

小判 昭和 33 年 4 月 18 日). 医療過誤ではこの業務上過失致死傷罪（以下，本罪）が適用される場合がほとんどとされています．つまり医師を含む医療従事者が自らの過失によって患者の生命や身体に危害を及ぼした場合に本罪を問われることになるのです．以下に医師が知っておくべき本罪についての事柄を述べていきます．

① 業務とは，社会生活上，反復継続して行われる事務または事業と定義され，医師の立場からみますと日々の診療行為がこれに該当します．過失とは，その業務を遂行するに際して要求される注意義務（善管注意義務）に違反し死傷という悪しき結果を発生させることを意味します．言い換えますと，過失とは，予見可能性（著者註：予見義務）を前提とした結果回避義務の違反を意味するとの解釈をとるのが一般的である，とされています（米村 2016 p.108）.

② 本罪の成立には過失行為と患者の死傷結果の間に因果関係が存在することが必須となっています．そして刑事責任は「疑わしきは罰せず」との原則に支配されているので民事責任のように高度の蓋然性では因果関係は成り立たず，通常人であれば誰もが疑いを差しはさまない程度の証明，合理的疑いを超える証明が因果関係の成立に必要とされています．つまり民事責任における因果関係よりもより強度の過失・死傷結果の関係性が求められるのです．

③ 医学的な判断が分かれるような場合であるとか，医師に裁量が認められるような場合においては，民事責任の追及はともかく刑事責任を問われるということはまずないといってよいようです（初川 2016 p.125）.

④ 医療過誤が刑事処罰の対象にまで進展する事例は非常に稀であり，本罪の適用をみても患者の取り違えのような基本的な注意義務違反の場合とか薬剤の誤注射や手術器具の体内への置き忘れのように普通に注意をしていれば発生しないようなまったく基本的なミスによって死亡するといった重大な結果を生じた場合に刑事事件として訴追されるにすぎません（初川 2016 p.125）.

JCOPY 498-04894

医療過誤における異状死体の届出義務について

　医師は，死体に異状があると認められるときには 24 時間以内に所轄警察署に届け出なければならないと医師法 21 条で規定されていますが，医療過誤に関連する状況では患者を死に至らしめた当事者である医師が届出をすることは業務上過失致死傷罪に問われるおそれがあることになり，届出義務は犯行の自白を強要するとの解釈も成り立つのです．日本国憲法 38 条 1 項（不利益な供述強要の禁止）には「何人も，自己に不利益な供述を強要されない．」と規定され，自己が刑事責任を問われる可能性のある事柄については供述しなくてもよいとの権利を保証しています．医療過誤における届出義務を医師に課することは憲法違反の疑いもあるわけです．

　この両者の対立について都立広尾病院事件の最高裁判決では，① 届出義務は警察官が犯罪捜査の端緒を得ることを容易にすること，② 警察官が緊急に被害の拡大防止措置を講ずるなどして社会防衛を図ることを可能にする役割があること，③ 届出義務の公益上の必要性が高いこと，④ 医師の届出は，届出人と死体とのかかわり等，犯罪行為を構成する事項の供述までも強制されるものではないこと，⑤ 一定の不利益を負う可能性があっても，それは医師免許に付随する合理的根拠のある負担として許容されるものである，などの理由から「死体を検案して異状を認めた医師は，自己がその死因等につき診療行為における業務上過失致死等の罪責を問われるおそれがある場合にも，本件届出義務を負うとすることは，憲法 38 条 1 項に違反するものではないと解するのが相当である」と結論付けています．この判決に対して学説の批判は強く，現在でも違憲とする説が有力とされているようです．米村は，上述の判決内容の問題点を指摘し，「最高裁の合憲論は論理的に成立しないと言わざるを得ず，過誤をなした医師に届出義務を課すことは違憲と考えるべきであろう」と述べています（米村 2016 p.55-6）．

医療過誤における届出義務の問題点

　前述の医師法 21 条に規定される異状死体の届出義務は死亡している場合に限定されますが，医療事故や医療過誤で死亡以外，つまり軽重を問わず後遺症

や障害が残った場合にはどのような対応をすべきでしょうか．ここでは，甲斐の論説（甲斐 2018a p.109-19〔甲斐克典. 第 10 講 医療事故と届出義務・被害者救済〕）を援用しながら考えていきます．

① 死亡事故に至らない場合には，医師法 21 条の適用外なので所轄警察署に届け出る義務はありません．

② 刑事訴訟法 239 条 2 項には「官吏又は公吏は，その職務を行うことにより犯罪があると思料するときは，告発をしなければならない」との規定があり，さらに刑事訴訟法 241 条 1 項により「告訴又は告発は，書面又は口頭で検察官又は司法警察員にこれをしなければならない.」とされるので国公立病院ならば届出をしなければならないと解されます．しかし，犯罪がないと考えるならば届出の義務は発生しません．犯罪と考えるか否かの基準は明確ではないので個々の医師や医療機関の判断如何になります．

③ 刑事訴訟法 239 条 1 項では，「何人でも，犯罪があると思料するときは，告発をすることができる.」と規定され，民間医療機関でも生じた医療事故が犯罪の可能性を排除できない場合には誰でも告発をすることができるとされています．

④ 医療法 5 条 2 項に基づいて，行政法レベルであれば都道府県単位で医療事故の報告義務を課すことができるとされています．

医療法 5 条 2 項: 都道府県知事，地域保健法（昭和 22 年法律第 101 号）第 5 条第 1 項の規定に基づく政令で定める市（以下「保健所を設置する市」という.）の市長又は特別区の区長は，必要があると認めるときは，前項に規定する医師，歯科医師又は助産師に対し，必要な報告を命じ，又は検査のため診療録，助産録，帳簿書類その他の物件の提出を命ずることができる.

わが国の刑事医療裁判の実態

最近まで刑事医療裁判件数に関する統計データはほとんどみられなかったのですが，2019 年 12 月 27 日，「医療行為と刑事責任の研究会」がまとめた中間報告[2] が厚生労働省によって公表されました．ここではこの報告をもとに刑事医療裁判の実態について解説をしていきます．

JCOPY 498-04894

① 1999～2016 年までの 18 年間に警察への届出等総数は 2,611 件に及び，2004 年をピークに減少傾向を示し 2015 年，2016 年と 60 件台にまで減ってきています **図3**.

② 被害関係者からの届出件数に経年的変化はみられませんが医療関係者からの届出件数は 2008 年から著減していることがわかります.

③ 警察への届出等総数 2,611 件のなかで立件送致数は 1,153 件であり，届出された件数の約半数が立件されています **図4**.

④ 過去 18 年間の刑事医療裁判 202 件のなかで公判請求をされた事件は 38 件であり，判決結果は禁錮 26 件，罰金 6 件，無罪 6 件でした．202 件の残り 164 件は略式請求事案でありその全数は罰金にて終了しています.

⑤ 刑事医療裁判事例では，1）周囲の指摘や警告，院内のルール，当時の一般的な治療法などを無視し，あえて医学的知見の裏付けのない行為に及ぼうとする心理，2）本来，行うべき行為をうっかりして行わないような心理など，の 2 つの心理因子が背景に存在していると想定されます．前

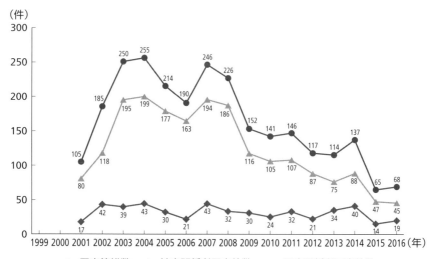

図3　刑事医療裁判件数等の経年的推移（1）

その他の届出件数を表示していないので被害者ならびに医療関係者届出件数の総和は届出総数と一致しない.

医療行為と刑事責任の研究会．医療行為と刑事責任について（中間報告）[2] 表 1 から著者作成

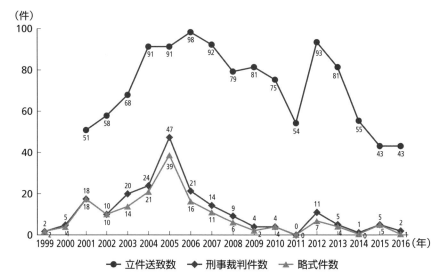

図4 刑事医療裁判件数等の経年的推移（2）
刑事裁判件数から略式件数を引いたものが公判件数に該当する.
医療行為と刑事責任の研究会. 医療行為と刑事責任について（中間報告）[2] 表 1 から著者作成

　　者を独善的な心理，後者を軽率的な心理と名付けています **表14**.
⑥ 総括として，安全性や有効性が検証されていない治療法を採用している
　ような場合でない限り，必要なリスクを取った医療行為の結果，患者が死
　亡したケースにおいて刑事医療裁判で有罪になった事例は見当たりませ
　ん.

　この中間報告のなかでいくつか裁判例が呈示されています．独善的な心理を
背景とした事案として以下が挙げられています．整形外科医師である被告人が
心臓疾患の既往のある 85 歳患者に対して股関節手術の術後管理として通常使
用量の 9 倍の強心薬プレドパ®（ドパミン塩酸塩）を投与し急性肺水腫で死亡
させた事案で他の医師や薬剤師，看護師から使用量が多すぎるのではないかと
の再三の指摘を無視し投与を継続した結果，死亡に至っています．判決は禁錮
1 年，執行猶予 3 年になっています（新潟地判 平成 15 年 3 月 28 日）．この
事案では，周囲からの忠告や指摘を無視してまで強行にこのような不適切な治
療をなぜこの医師が行ったのかを理解できません．一方，軽率的な心理を背景

JCOPY 498-04894

表14 各因子の背景とする心理の比較

刑事裁判群においてコントロール群よりも有意に高率で認められる因子（●）または刑事裁判群においてのみ認められた因子（■）	コントロール群において刑事裁判群よりも有意に高率で認められる因子（○）またはコントロール群においてのみ認められた因子（□）
＜独善的な心理を背景とした可能性のある因子＞ ■ 安全性有効性が検証されていない術式・治療法を採用 ■ 処置の誤りに気付いたり，指摘を受けた後も中止せず ＜軽率的な心理を背景とした可能性のある因子＞ ■ チーム間での指示メモを誤読 ■ チーム内の関係者が，院内規則や被告人からの申し送り等に違反 ■ 機器の操作上のミス ■ 禁忌薬物の投与 ■ 対象患者を誤信したことによる不適合輸血 ■ 血液型を誤信したことによる不適合輸血 ■ 栄養ラインと輸液ラインとの取り違え ■ 装置の誤装着 ■ 機器の接続──状態確認が不十分 ● ミス・異常を気付かせる前提事実の認識あり ■ 患者の人定確認なし ■ 手術データ・検査結果と患者との照合確認なし・取り違え ■ 薬種の誤り ■ 投与・交付の際に薬自体を取り違え ■ 他者への曖昧な指示 ■ 曖昧な指示に対して確認せず ＜その他の因子＞ ■ 薬の保管・管理体制に問題あり ● 平均的医療水準を満たさない手技上のミス・処置不適切 ● 結果と因果関係ある他の医療従事者の行為あり ■ 被害者が複数	＜独善的な心理を背景とした可能性のある因子＞ ○ チーム内でのチェック不全・報告・連携不足 ＜その他の因子＞ □ 既存疾患と治療内容の把握が不十分 ○ 十分なインフォームド・コンセントなし（合併症発生後を含む） ○ 同意書面・説明書面の記載不十分 □ もともと重篤な状態 ○ 診断の誤り □ 診療録の記載や動画記録が不十分 ○ 他科専門医への相談・協力依頼不十分 ○ 不適切な医療行為と結果との因果関係不明 ○ 術後のモニタリングが不十分 ○ 術後の合併症あり ○ 発生結果が複合的病態・原因・患者側要因による影響あり □ 予見が不可能な類型の合併症 □ 稀な合併症の発生 ○ 高頻度の合併症の発生

医療行為と刑事責任の研究会. 医療行為と刑事責任について（中間報告）[2] 表4を著者が一部改変（コントロール群は，刑事裁判にならなかった事例）.

とした事案として，研修医が輸血を発注する際にカルテを確認せず患者の血液型を間違えて発注し，さらに上司である外科部長も同様にカルテを確認せずそ

の誤った血液型の輸血がなされたことで患者が傷害を負っています．研修医と外科部長にそれぞれ罰金50万円が科せられています（新潟簡略式 平成18年8月31日）．本来ならばカルテに記載された血液型を確認すべきであったのを研修医ならびにその上司いずれもがそれを怠るという軽率な心理を背景とした事案です．

　この中間報告の最後にも書かれていますが，刑事医療裁判になる事案では医師を含む医療従事者個人の資質や技量などにその責がある場合には個人への再教育や啓発が必要になってきますが，医療機関におけるシステムエラーに起因するときには病院などの管理体制に問題のあることが多く，行政として措置や指導を行うことが再発防止につながるといえます．

医療過誤に対する刑事責任の追及をやめるべきとの意見とその反論

　医師の立場から考えますとある侵襲的医療行為を行うとき，われわれは不幸な結果を招くために医療を行っているわけではなく，患者の生命や健康のために行っているのであり，結果が悪かったからといって刑事責任を問われることに納得がいかないとの考えもありうるだろうと思います．至極もっともな考えであろうといえますが法律家は別の視点でこの問題を捉えています．ここでは佐伯の論説（樋口，岩田 2007 p.217-21〔佐伯仁志．刑事司法の現状〕）を援用しながら法律家が考えている医療過誤に対する責任追及について紹介します．
① 医療関係者の処罰は，医療事故の防止に効果がない．反証として，処罰が有効でないから刑事責任の追及をやめるべきとの主張があります．しかし，なぜ医療の分野が他の分野と比べて特別なのかが説明されないと説得力がないとされています．
② 刑事責任の追及によって医師が危険な治療を避けるようになり萎縮医療に陥る可能性が想定されるとの意見に対して，医療の萎縮につながる事例，たとえばハイリスクの治療による責任追及がどれだけあるかは疑問である，と反論しています．
③ 個人の責任を追及する刑事処罰は，組織的な医療行為に対する責任のあり方に適応していないという意見に対して，この問題点は企業犯罪などに

JCOPY 498-04894

も認められる点であり医療過誤に特有の問題ではない，とされています．
④ アメリカにおいて医療過誤は刑事処罰の対象ではないとの意見に対して，アメリカでは刑罰以外に多様な制裁手段を利用している点でわが国と単純に比較できない，と指摘しています．
⑤ 刑事責任を追及すると，医療関係者が自己保身に走るため事故原因の解明が困難になるとの意見に対して，追及を放棄すれば原因解明が容易になるのかとの疑問が残る．原因解明が不十分では被害者や国民が受け入れるか疑問である，と反論しています．
⑥ 捜査機関は医療の専門知識がないので真相の解明を期待できない，医療事故専門の捜査機関を設けて専門的な立場からの捜査が必要であるとの意見に対して，専門的な捜査機関の設置と刑事責任追及は別の問題である，と指摘しています．

以上の理由から刑事責任の追及を否定する意見は，十分説得的な理由がないように思われる，と佐伯は結論しています．

米村は，医療過誤を刑事手続で処理することに対する批判の要点として，①医療事故の調査や責任追及は医療事故の専門家が行うべきで，素人集団である警察・検察（さらには法律家全般）にはその能力がない，②刑事手続による場合，解剖所見を含む捜査資料は関係者にも開示されず，医療安全目的での事故予防策の検討の障害となる，③医療過誤をおかしたら犯罪者だということになれば，危険な医療を避ける「萎縮医療」が蔓延する上に，危険性の大きい分野（産科・小児科・救急医療など）の医師が減少し「医療崩壊」を招く，の3点にまとめられると指摘しています（米村 2016 p.176）．医療界を震撼させた福島県立大野病院事件では，最終的に警察や検察の医学的知識の至らなさや医療に対する無知を基盤とした公判における拙劣な主張，必要性のない医師の逮捕に踏み切ったことなど多くの批判が浴びせられており，捜査当局や検察の姿勢に問題があったことを否めません．上記①に関連して米村は，捜査機関が捜査・公判に耐え得る専門性を備えるべきことは当然であろう，と述べています（米村 2016 p.177）．

医療過誤に対する医療従事者の刑事責任を追及することへの批判が影響しているのかはわかりませんが，**図3,4**（p.93，94）に示されるように福島県立大野病院事件の判決が出た 2008 年頃を境に刑事医療裁判の届出件数や立件送致

数が著しく減少していることがわかります.

■チーム医療における刑事責任の所在

　今日の医療は, 多職種の医療専門職による分業化, そしてチーム医療が重要な位置を占めてきています. チーム医療を進めるなかで医療事故や医療過誤が生じた場合の刑事責任を誰が負うことになるのかについて考えてみます. 日山の論説 (甲斐 2018a p.97-108 〔日山恵美. 第9講 医療事故と医療過誤 (刑事)〕) を援用しながら解説をしていきます.

① 監督過失: 他人を指導・監督すべき地位にある者がその監督すべき義務を怠った結果, 他人 (指導あるいは監督されるべき者) が侵害行為を行った場合には間接的に指導・監督すべき地位にある者の責任を認めるとの考えです. 刑法では, 自己がおかした犯罪についてのみ責任を負い, 他人がおかした犯罪については責任を問われないのが原則 (個別行為責任) になっています. この原則に従いますと, 侵害行為を行った者だけが刑事責任を問われることになるのですが, 監督過失が適用されますと, 医師がチームリーダーになってチームを率いている場合にはリーダーとしての医師にも責任が波及する可能性があります.

② 信頼の原則: 他人が適切な行動を取るであろうと信頼して行為をした場合, その他人の不適切な行動によって発生した結果に対して責任を追わないとする考えです. 医療チームのリーダーとなる医師にすべてのチーム員の行動やミス防止を監督すべきとするのは現実的ではないことから医療事故や医療過誤が生じた際にこの信頼の原則を適用することが多くなってきています.

③ 信頼の原則を適用する要件として, 信頼することが相当な場合でなければならず, つまりそのチーム員が信頼に値する能力を持っていること, 各チーム員の業務分担が確立していることが必要になります. 信頼の原則に従えば, チーム員で信頼できる能力の者があり, その者が侵害行為をおかしたとしてもリーダーの責任は免除されることになります.

④ チーム員の看護師が侵害行為を起こしたときの医師の責任のありかたとしてふたつの可能性が想定されます. まず看護師は, 保健婦助産婦看護師

JCOPY 498-04894

法 5 条, 37 条で医師の指示のもと診療の補助をすることができるとの規定から監督が不十分であったとして医師が監督過失を問われる場合です. 次に看護師は専門職としての地位にあることからある程度の自立し責任ある行為を任せることが妥当であるとの考えに基づいて, 指示された医療行為を看護師のみで適切に行う十分な能力がある場合(②の他人が適切な行動を取るであろうと信頼して行為をした場合)には, 医師に信頼の原則が適用されることになります. つまり看護師は刑事責任を負わされますが医師の責任は免除されることになります.

⑤ 複数の医師によるチームで医師間に上下関係がある場合はどうでしょうか. その場合, 下に位置する医師の医療能力が問題になります. 下位の医師に医療能力が十分あると判断されるときには信頼の原則が適用されますが（上位医師の責任は問われない）, そうでない場合には上位の医師は監督過失を問われることになります. 裁判では下位の医師の医療能力の適否が問われることになります.

⑥ 複数の医師によるチームで医師間が対等な位置にある場合はどうでしょうか. 医師の専門領域が異なるときには信頼の原則が適用されるようです. つまり, 各医師はそれぞれの専門分野における注意義務を履行すれば十分であり, どちらかの専門性の領域で問題となる過誤が生じた場合にはその医師の責任だけが問われることになります. 一方, 専門性と関係ない領域で問題が生じるとやや複雑になるようです. 過失の競合あるいは過失共同正犯などの絡みが出てくるようです. 過失の競合とは, 複数の医師の過失と医療過誤との間にそれぞれ単独で因果関係が認められる場合を指しています. それぞれの医師に刑事責任が科されることになります. 過失共同正犯とは, 複数の医師には単独で因果関係が認められなくても, 共同で注意義務を負っている場合に関係する医師全員に全体的な結果(医療過誤)について責任を負わせるものです.

【参考文献】

1) 佐久間修. 鑑定医による秘密漏示事件. 医事法判例百選 第 2 版. 別冊 Jurist 219. 有斐閣; 2014. p.56-7.
2) 医療行為と刑事責任の研究会. 医療行為と刑事責任について（中間報告）. 平成 31 年 3 月 29 日.

医療行為と行政処分

行政処分は，医療過誤に際して問われることになる行為上の責任に基づくものであり，もっぱら医師の免許に関して行われます．つまり，医師法によって医師は医業独占が許されているのですが，医療過誤をおかした医師に対して，監督行政機関（厚生労働省）がその業務に相応しいか否かを問い，その質を担保するために免許の取消しや業務停止といった処分を行うのが行政処分と呼ばれるものです．一方，行政刑罰は，行政上の義務の不履行や義務違反があった場合に，それに対して制裁を行うものです．言い換えますと，行政上の目的のために一定の義務が設定されるのですが，その義務に違反し行政目的を侵害したことが処罰の対象になるのです．たとえば，医師でない者が医業を行った場合に行政刑罰として懲役や罰金が科されることになります（初川 2016 p.131）．本章では，主として医師の行政処分について解説をします．

医師法が規定する行政処分

医師法7条1項に「医師が第4条各号のいずれかに該当し，又は医師としての品位を損するような行為のあつたときは，厚生労働大臣は，次に掲げる処分をすることができる．1 戒告，2 3年以内の医業の停止，3 免許の取消し」との規定があり医師に行政処分がなされることが明記されています．医師法4条には，「1 心身の障害により医師の業務を適正に行うことができない者として厚生労働省令で定めるもの，2 麻薬，大麻又はあへんの中毒者，3 罰金以上の刑に処せられた者，4 前号に該当する者を除くほか，医事に関し犯罪又は不正の行為のあつた者」が該当するとされています．

つまり，医師が医師法4条に示す事由に該当するか，あるいは医師としての品位を損する行為があった場合にはその程度などを考慮し，厚生労働大臣が免許取消しあるいは医業停止，戒告（注意を促し戒める）処分をすることができるのです．

医師としての品位を損する行為についての具体的な規定を医師法は定めてい

JCOPY 498-04894

ません．一般的には医師としての職業的，社会的評価を貶める行為，あるいは医療倫理にもとる行為と理解されます．たとえば，瀕死の重傷者に対し不当に高額の医療費を請求したり，患者の貧富によって極端に診療内容が違ったりする場合を指すそうです（前田 2020 p.36）．

行政処分の考えかた

近年の医療事故や医療過誤に対する社会的非難や国民の不安を払拭するために 2002 年 12 月 13 日，医道審議会医道分科会は「医師及び歯科医師に対する行政処分の考え方について」[1] を公表しました．骨子は，「処分内容の決定にあたっては，司法における刑事処分の量刑や刑の執行が猶予されたか否かといった判決内容を参考にすることを基本としその上で，医師，歯科医師に求められる倫理に反する行為と判断される場合は，これを考慮して厳しく判断することとする」になっています．**表15** は，行政処分の基本的な考えかたを示したものです．**表16** は，医師に関連する行政処分の事案別の考えかたの概略を示しています．1）から 11）について行政処分の程度は基本的には司法処分の量刑などを参考に決定するとされています．ただし，それぞれの項目で倫理違反や

表15 行政処分の基本的考えかた

① 医療提供上中心的な立場を担うべきことを期待される医師が，その業務を行うに当たって当然に負うべき義務を果たしていないことに起因する行為については，国民の医療に対する信用を失墜するものであり，厳正な対処が求められる．その義務には，応招義務や診療録に真実を記載する義務など，医師の職業倫理として遵守することが当然に求められている義務を含む．
② 医師が，医療を提供する機会を利用したり，医師としての身分を利用して行った行為についても，同様の考え方から処分の対象となる．
③ 医師は，患者の生命・身体を直接預かる資格であることから，業務以外の場面においても，他人の生命・身体を軽んじる行為をした場合には，厳正な処分の対象となる．
④ わが国において医業が非営利の事業と位置付けられていることにかんがみ，医業を行うに当たり自己の利潤を不正に追求する行為をなした場合については，厳正な処分の対象となるものである．また，医師の免許は，非営利原則に基づいて提供されるべき医療を担い得る者として与えられるものであることから，経済的利益を求めて不正行為が行われたときには，業務との直接の関係を有しない場合であっても，当然に処分の対象となるものである．

医道審議会医道分科会．医師及び歯科医師に対する行政処分の考え方について[1] から著者作成

表16 医師に対する行政処分の事案別の考えかた

1) 医師法違反（無資格医業の共犯，無診察治療など）［原則，重い処分となる］
2) 保健師助産師看護師法等その他の身分法違反（無資格者の関係業務の共犯など）［原則，重い処分となる］
3) 薬事法違反（医薬品の無許可販売又はその共犯等）［原則，重い処分となる］
4) 麻薬および向精神薬取締法違反，覚せい剤取締法違反，大麻取締法違反　［原則，重い処分となる］
5) 殺人および傷害（殺人，殺人未遂，傷害（致死），暴行など）［悪質な事案］
6) 業務上過失致死（致傷）
   ① 交通事犯（業務上過失致死，業務上過失傷害，道路交通法違反など）［医師としての倫理に欠けると判断される］
   ② 医療過誤（業務上過失致死，業務上過失傷害など）［医師として通常求められる注意義務を欠く事案］
7) 猥せつ行為（強制猥せつ，売春防止法違反，児童福祉法違反，青少年育成条例違反など）［医師の立場を利用した場合］
8) 贈収賄（収賄罪，贈賄罪など）　［医師の地位や立場を利用し悪質と判断される事案］
9) 詐欺・窃盗（詐欺罪，詐欺幇助，同行使など）　［医師の立場を利用した場合］
10) 文書偽造（虚偽診断書作成，同行使，虚偽有印公文書偽造など）［医師の立場を利用し悪質と判断される事案］
11) 税法違反（所得税法違反，法人税法違反，相続税法違反など）　［医業に係る事案］
12) 診療報酬の不正請求等（診療報酬不正請求，検査拒否（保険医等登録取消））［額の多寡に関わらず一定の処分，悪質度が高いとそれを考慮する］
13) 各指定医の指定取消などの処分理由となった行為（精神保健指定医，難病患者医療法に基づく指定医，児童福祉法に基づく指定医など）［悪質度や注意義務を考慮し判断］

医道審議会医道分科会. 医師及び歯科医師に対する行政処分の考え方について[1] から著者作成

悪質性などの条件が存在すると「重い処分とする」と規定されています（**表16**の［　］内は重い処分となる条件）.

医師に対する行政処分の実態

　やや古いデータですが 1971〜2005 年までの 35 年間で医師の免許取消しは 47 名，医業停止が 600 名であり，取消し処分を受けた者のなかで 21 名が再免許を申請し 6 名が再免許の交付を許可されていますが，1996〜2005 年は再免許の付与例はないそうです．また，免許取消し事由は，猥せつが 12 件，殺人または傷害が 6 件だそうです．医業停止期間終了後は，ほとんどの医師が医業を再開しており，病院または診療所の従事者として復帰しています（樋口，岩田

2007 p.243-45〔宇賀克也. 行政処分の現状〕).

2006 年の医師法改正に伴う行政処分の変化

　医療に対する不信や不安が国民の間に広がり安心，安全を求める声の高まり
とともに医師の資質の確保や行政処分の見直しの動きが進んだ結果，2006 年
6 月に「良質な医療を提供する体制の確立を図るための医療法等の一部を改正
する法律」が成立し医師法も一部改正されました．前掲の宇賀の解説 (p.239-62)
を参考にしながら変更になった行政処分について説明します（［　］内は 2006
年以前の規定です）．

① 医師法 7 条 2 項が改正され新たに戒告が行政処分として追加されました
　［以前は免許取消しと医業停止のみ］．

② 医業停止については上限を 3 年以内とすることが決定されました［以前
　は上限が設定されず 1 月から 5 年程度の運用になっていました］．

③ 罰金以上の刑に処せられた者ならびに医事に関し犯罪や不正行為のあっ
　た者，医師としての品位を損する行為によって免許取消し処分を受けた
　者は，処分を受けた日より起算し 5 年を経ないと再免許を交付しない［以
　前は期間についての明示がなかった］．

④ 戒告あるいは医業停止を受けた医師ならびに再免許を希望する者に対し
　て再教育研修を受けるよう命ずることができることが新規追加されまし
　た．この命令に従わない者に対しては罰則（50 万円以下の罰金）の運用
　があります（医師法 33 条の 2 第 2 号）．

⑤ 行政処分を検討する際に行政調査権限（医師法 7 条の 3 第 1 項）が新設
　され，関係者らへの聴取や診療録などの物件の提出命令，立ち入り調査権
　などが認められることになり，従わない場合には 50 万円以下の罰金に処
　せられます（医師法 33 条の 2 第 3 号）．

⑥ 医師の資格の確認や医療に関する適切な選択が可能になるように医師の
　氏名その他の政令で定める事項を公表するものとする旨の規定が新設さ
　れました（医師法 30 条の 2）．

行政処分の手順，手続き

　前述したように法令にて医師に対し行政処分がなされるのは以下の6つの場合に限られます．

　① 成年被後見人または被保佐人と審判された者

　② 厚生労働省令に定める心身の障害により医師の業務を適正に行うことができない者

　③ 麻薬，大麻またはあへんの中毒者

　④ 罰金以上の刑に処せられた者

　⑤ 医事に関し犯罪または不正の行為のあった者

　⑥ 医師としての品位を損するような行為のあった者

　このうち①については，2019年6月7日に成立した「成年被後見人等の権利の制限に係る措置の適正化等を図るための関係法律の整備に関する法律」によって権利制限に関する規定の大部分が削除され，個々の状況を審査し就業の可否を考えていく方向に舵取りが修正されてきており，免許取消し処分も事案ごとに検討されることになりつつあります．

　④の罰金刑以上に処せられた場合でも刑事裁判などに発展するまでの重大な法令違反に限られています．この場合，多くは刑事裁判の判決が確定した後に行政処分の審理が始まるのが通例です．ですから刑事事件を起こしてから相当の年月を経て行政処分が下される事案もあります．

　⑥の品位を損する行為について明文化されたものはありません．医師としての倫理に反する場合などが該当するのですが，どこまでが品位を損する行為なのかは判然としていません．

　実際に行政処分が下される事案は，医療事故，医療過誤や診療報酬不正受給，診療中の意図的不正行為（診察時の破廉恥行為など），医療以外の私生活での不正行為（禁止薬物の使用，痴漢など）の場合がほとんどのようです．

　医師の資格に対する行政処分の処分権者は厚生労働大臣ですが，医師法7条3項にて厚生労働大臣は処分をするにあたっては「あらかじめ，医道審議会の意見を聴かなければならない」と定められています．要するに個々の事案に対して厚生労働大臣が直接判断するのではなく医道審議会に下請けをさせることになっています．

医道審議会は，厚生労働省設置法 10 条に基づき設置されている審議会であり，厚生労働省令である医道審議会令が定める 8 つの分科会によって構成されています．このなかで医道分科会が医師，歯科医師の資格に対する行政処分を所管しています．

前記②から⑥については医道審議会の意見を聴いた上で厚生労働大臣が行政処分の内容を決定することになっていますが，実質的には医道審議会が決定をしているといってよいでしょう．処分対象の医師，歯科医師には処分の対象となる事実について意見陳述の機会が与えられますが，この意見陳述を含む審理結果を踏まえて医道審議会は厚生労働大臣への答申内容を決定します．医師，歯科医師の資格に対する行政処分のほとんどは，④の罰金以上の刑に処せられた者に対してなされているのが現状です．免許取消し処分を受けた者が疾病の治癒あるいは反省の態度が顕著な場合には，処分を受けた日から起算して 5 年以上を経ているときに厚生労働大臣は再免許を与えることができるとされています．また，医師法 7 条の 2 には，戒告あるいは医業停止，免許取消しの処分を受けた者に医師としての倫理の保持または医師として具有すべき知識及び技能に関する研修として厚生労働省令で定めるもの（再教育研修）を受けるよう命ずることができると規定され，再教育研修を修了した者の申請によって再教育研修を修了した旨を医籍に登録し登録証を交付します（医師法 7 条の 2 第 2 項，3 項）．

【参考文献】

1) 医道審議会医道分科会. 医師及び歯科医師に対する行政処分の考え方について. 平成 14 年 12 月 13 日. 平成 27 年 9 月 30 日改正.

身体拘束の法的側面

　高齢者が身体疾患を原因として入院しているときに，ベッドからの立ち上がり行動（危険行動）や転倒・転落，点滴の自己抜去などの困った状態が出現し病院側として対応に苦慮することをしばしば経験します．おそらく多くの病院では身体拘束という手段を用いて患者の安全を確保しているものと思います．しかし，この身体拘束は原則として違法であり，場合によっては訴訟という事態に発展する可能性もあるのです．本章では身体拘束における法的側面を考えていきます．

身体拘束の実態

　2016年3月に公益社団法人全日本病院協会から報告された「身体拘束ゼロの実践に伴う課題に関する調査研究事業」[1] をもとにわが国の身体拘束の実情をみていきます．この調査では，全国の病院ならびに介護保険施設，特定施設およびサービス付き高齢者向け住宅のなかからそれぞれ無作為抽出した計2,020機関を対象にアンケート調査を実施し，712機関（回収率35.2％）から回答を得ています．**図5** は，身体拘束を「行うことがある」と回答した病棟・施設の割合をグラフで示したものです．病棟・施設全体で65.9％の機関でなんらかの身体拘束がなされています．特に医療保険適用病床ではいずれも90％以上の病棟でなんらかの身体拘束を行っていることが判明しています．急性期と慢性期の病床で身体拘束を受けている患者の割合に明確な差はみられていません．拘束の類型では，ベッドを柵（サイドレール）で囲む，チューブを抜かないように手指の機能を制限するミトン型の手袋などをつける，Y字型抑制帯や腰ベルト，車いすテーブルを付ける，この3つが共通して多いようです．身体拘束の対象となりやすい行動障害としてチューブ類の抜去や手の動作による行動，転倒のおそれのある患者となっています．これらの身体拘束についてはやむを得ない場合には許容されると考えている病棟・施設が比較的多いようです．

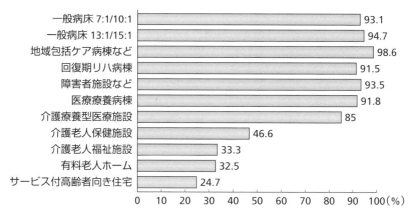

図5 身体拘束 11 行為を「行うことがある」と回答した病棟・施設の割合
（実施施設割合）

「身体拘束ゼロの実践に伴う課題に関する調査研究事業」[1] から著者作成

法的視点からみた身体拘束の是非

　急性期病院での身体拘束を考えてみます．急性期医療では，身体疾患の治療が主目的であり術後の安静や点滴などの治療が求められ，治療を達成するための代替手段が限られていることからやむを得ず身体拘束を行う，せん妄などによる危険行動や突発的な事故発生の防止のため身体拘束が行われることがしばしばあります．急性期病院を含む一般病院での身体拘束に関しては明確な法的基準や規制は現時点ではありません．高齢者虐待防止法から身体拘束を虐待とみなすことも可能ですが，この法律は在宅や介護施設での虐待を対象としており，急性期病院を含む一般病院にはこの法律は適用されません．つまり高齢者虐待防止法をもって病院での身体拘束を規制することはできないのです．精神科病院に入院中の患者の行動制限については診療録記載が義務付けられていますが（精神保健及び精神障害者福祉に関する法律〔精神保健福祉法〕19 条 4 の2），その他の診療科では行動制限について診療録に記載しなければならないなどの定めはありません．さらに，記載しなかったからといってそのことが法的責任追及になることは考えられない，との意見があります（高田，小梅 2016 p.142-3）．しかしながら，医療過誤などに進展した際に診療録記載義務違反などを問われる可能性があり，身体拘束をしたことを診療録に記載をしておいたほうが

よいといえます.

　急性期病院や一般病院では個々の事例ごとに医師や看護師の判断，さらにその病院の取り決めに基づいて身体拘束がなされていると思われます．身体拘束を施行するためには，原則として患者本人あるいはその保護者の同意が必要とされます.

　精神科病院では，**精神保健福祉法 36 条 1 項**において「精神科病院の管理者は，入院中の者につき，その医療又は保護に欠くことのできない限度において，その行動について必要な制限を行うことができる.」と規定されています **表17**．行動の制限として「患者の隔離」と「身体的拘束」が厚生省告示第 129 号（昭和 63 年 4 月 8 日）で定められています．また，前述したように**精神保健福祉法 19 条 4 の 2** の「指定医は，前条第 1 項に規定する職務を行つたときは，遅滞なく，当該指定医の氏名その他厚生労働省令で定める事項を診療録に記載しなければならない.」との規定から行動制限について診療録に記載をしなければならないとされています．つまり，精神科病院では法的な担保のもとで身体拘束がなされていることになります.

　介護老人保健施設の人員，施設及び設備並びに運営に関する基準（平成 11 年厚生省令第 40 号）の 13 条 4 項に「介護老人保健施設は，介護保健施設サービスの提供に当たっては，当該入所者又は他の入所者等の生命又は身体を保護するため緊急やむを得ない場合を除き，身体的拘束その他入所者の行動を制限する行為（以下，「身体的拘束等」という.）を行ってはならない.」と規定されています **表18**．介護保険の対象となる施設では身体拘束は原則禁止されてい

表17　**精神保健及び精神障害者福祉に関する法律（身体拘束に関する部分の抜粋）**

第 4 節　精神科病院における処遇等
（処遇）　第 36 条
1. 精神科病院の管理者は，入院中の者につき，その医療又は保護に欠くことのできない限度において，その行動について必要な制限を行うことができる.
2. 精神科病院の管理者は，前項の規定にかかわらず，信書の発受の制限，都道府県その他の行政機関の職員との面会の制限その他の行動の制限であつて，厚生労働大臣があらかじめ社会保障審議会の意見を聴いて定める行動の制限については，これを行うことができない.
3. 第 1 項の規定による行動の制限のうち，厚生労働大臣があらかじめ社会保障審議会の意見を聴いて定める患者の隔離その他の行動の制限は，指定医が必要と認める場合でなければ行うことができない.

表18 1999 年 3 月 厚生省令において身体拘束禁止を規定（老人福祉・保健施設）

●介護老人保健施設の人員，施設及び設備並びに運営に関する基準（平成 11 年 3 月 31 日厚生省令第 40 号）
　13 条 4 項：介護老人保健施設は，介護保健施設サービスの提供に当たっては，当該入所者又は他の入所者等の生命又は身体を保護するため緊急やむを得ない場合を除き，身体的拘束その他入所者の行動を制限する行為（以下「身体的拘束等」という．）を行ってはならない．
　13 条 5 項：介護老人保健施設は，前項の身体的拘束等を行う場合には，その態様及び時間，その際の入所者の心身の状況並びに緊急やむを得ない理由を記録しなければならない．
●指定介護老人福祉施設の人員，設備及び運営に関する基準（平成 11 年 3 月 31 日厚生省令第 39 号）
　11 条 4 項：指定介護老人福祉施設は，指定介護福祉施設サービスの提供に当たっては，当該入所者又は他の入所者等の生命又は身体を保護するため緊急やむを得ない場合を除き，身体的拘束その他入所者の行動を制限する行為（以下「身体的拘束等」という．）を行ってはならない．
　11 条 5 項：指定介護老人福祉施設は，前項の身体的拘束等を行う場合には，その態様及び時間，その際の入所者の心身の状況並びに緊急やむを得ない理由を記録しなければならない．

ます．

　患者あるいは利用者からの同意のないあるいは意に反する身体拘束は，民法上では不法行為（民法 709 条），刑法では逮捕監禁罪（刑法 220 条）などの犯罪に該当する可能性を否定できません．

　民法 709 条（不法行為による損害賠償）：故意又は過失によって他人の権利又は法律上保護される利益を侵害した者は，これによって生じた損害を賠償する責任を負う．
　刑法 220 条（逮捕及び監禁）：不法に人を逮捕し，又は監禁した者は，3 月以上 7 年以下の懲役に処する．

身体拘束を可能にする要件とは

　医療現場，とくに急性期や一般病院では，入院患者にやむを得ず身体拘束を行うことが少なくありません．身体拘束をすることで家族から抗議を受けたり，最悪の場合には損害賠償請求などの訴訟に持ち込まれたりする危険性を常に孕んだ医療行為ともいえます．法的側面からみますと，身体拘束は原則違法であることは前述しましたが，その違法性が阻却される場合も存在します．違

表19 身体拘束を行う際の緊急やむを得ない場合とされる3要件

切迫性	利用者本人または他の利用者等の生命または身体が危険にさらされる可能性が著しく高いこと

「切迫性」の判断を行う場合には，身体拘束を行うことにより本人の日常生活等に与える悪影響を勘案し，それでもなお身体拘束を行うことが必要となる程度まで利用者本人等の生命または身体が危険にさらされる可能性が高いことを，確認する必要がある．

非代替性	身体拘束その他の行動制限を行う以外に代替する介護方法がないこと

「非代替性」の判断を行う場合には，いかなるときでも，まず身体拘束を行わずに介護するすべての方法の可能性を検討し，利用者本人等の生命または身体を保護するという観点から，他に代替手法が存在しないことを複数のスタッフで確認する必要がある．また，拘束の方法自体も，本人の状態像等に応じて最も制限の少ない方法により行われなければならない．

一時性	身体拘束その他の行動制限が一時的なものであること

「一時性」の判断を行う場合には，本人の状態像等に応じて必要とされる最も短い拘束時間を想定する必要がある．

厚生労働省 身体拘束ゼロ作戦推進会議. 身体拘束ゼロへの手引き. 2001[2]. p.22 より引用

法とならない身体拘束をする，あるいはできる要件とはいかなるものなのでしょうか．また「必要やむを得ないと認められる事情」とはいかなる要件を満たす場合なのでしょうか．

厚生労働省 身体拘束ゼロ作戦推進会議から出されている身体拘束ゼロへの手引き[2] では，以下の3要件をすべて満たすことが必要とされています **表19**.

① 切迫性とは，患者本人または他の利用者などの生命や身体が危険にさらされる可能性が著しく高い場合を指しています．たとえば，術後の安静を保てずに立ち上がり歩き始めることで頻繁に転倒する患者が該当します．

② 非代替性とは，身体拘束その他の行動制限を行う以外に代替する看護・介護方法がない場合を指しています．たとえば，病棟内での転倒を避けるために身体を抑制する以外に適切な代替方法が見当たらないときが該当します．

JCOPY 498-04894

③　一時性とは，身体拘束その他の行動制限が一時的なものであることを意味しています．たとえば，点滴の時間帯だけに限ってミトンなどを使用し抑制を行う場合を指しています．

　この3要件を満たした上で身体拘束はやむを得ないと判断されるときのみ拘束が正当な療養看護行為とされその違法性が阻却されることになります．一方，この3要件を検討しすべてを満たさないにもかかわらず身体拘束を行った場合には，正当な行為とされず違法性を認定されることになります．

身体拘束の違法性と妥当性

　入院患者に対して身体拘束を行ったことによるトラブルとしては，これが原因で入院患者がけがをした，あるいは死亡した場合に家族から訴えられる民事訴訟があろうと思います．ほとんどの病院では身体拘束に関するガイドラインあるいはマニュアルを作成し，それに則って身体拘束を行っているのでその根拠やその手続きなどについてはカルテに記載されているはずです．そのような手順を踏んだ上での身体拘束に関して家族が訴訟にまで持ち込むのは，おそらく病院側と患者家族との感情的な軋轢が背景に存在する場合であろうと推測されます．また感情的な軋轢がなくても，家族側にクレーマー的要因を持っている者が存在する場合にも訴えられる危険性はあるといえます．

　入院患者に身体拘束を行うのは，あくまでも緊急やむを得ない状況に限定されていることを理解しておくことが重要です．身体拘束の違法性で争われたいわゆる一宮拘束訴訟（一般病院で入院女性患者をベッドに拘束したことで心身の苦痛を受けたとし病院に600万円の賠償を求めた裁判）の判決で最高裁（最三小判 平成22年1月26日）は，「入院患者の身体を抑制することは，その患者の受傷を防止するなどのために必要やむを得ないと認められる事情がある場合にのみ許容されるべきものであるが，上記（1）（略）によれば，本件抑制行為は，A（著者註: 患者原告）の療養看護に当たっていた看護師らが，転倒，転落によりAが重大な傷害を負う危険を避けるため緊急やむを得ず行った行為であって，診療契約上の義務に違反するものではなく，不法行為法上違法であるということもできない」と判断しています．本判決は，看護師による身体拘束の違法性について緊急やむを得ない場合にのみ身体拘束が許容されることを初

めて判断したものといえます.

　蛇足になりますが,上記のいわゆる一宮拘束訴訟の最高裁判決文では,身体拘束ゼロへの手引きには言及しておらず,さらに3要件の切迫性,非代替性,一時性についての文言もないことから,この3要件を一般医療の現場での一般的基準にしているわけではないとの解説[3]もみられています.

身体拘束に対する医師の関与

　該当する患者の身体拘束を可能とする3要件を満たすと判断できるのは誰なのでしょうか.看護師だけでよいのか医師の関与も必要になるのでしょうか.精神科病院における身体拘束は精神保健指定医の判断を経たときに限り許されると規定されています(精神保健福祉法36条).しかし,精神科病院以外の医療機関ではそのような法令が存在しないことから看護師だけの判断でよいのか否かについては確定的なことはいえません.前述の一宮拘束訴訟では,1審の名古屋地裁は,拘束は療養上の世話であり医師の判断は不要とし,2審の名古屋高裁は,医師が関与すべき行為であり看護師が単独で身体拘束を行うことはできないと相反する判断をしています.最高裁の判断は,医師の判断を経なかったことをもって違法とする根拠を見出すことはできない,つまり身体拘束に医師の判断は必要なかったとの結論を示すにとどまり,医師の関与をどのように考えるかについては明確な判断を示していません(野﨑 2020 p.144-5).身体拘束の判断に関する医師の関与については法令上では不明といわざるを得ないのです.

病院・施設内での転倒や転落事故に対する法的責任

　患者が入院・入所中に勝手に立ち上がり歩行した結果,転倒し打撲あるいは骨折を発症した場合の法的責任はどうなるのでしょうか.裁判所は責任の有無を判断する際,予見義務(予見可能性)と結果回避義務(結果回避可能性)のふたつを重視するようです.前者は,不幸な結果(たとえば,転倒して大腿骨頸部骨折を起こした)をどれだけ予見・予測し得たか,後者は,その結果を回避することができたかあるいは回避義務があったか,つまり不幸な結果を生じ

JCOPY 498-04894

させないためにいかなる対策や対応が講じられたかを指しています．たとえば，自宅で何回も転倒していた既往歴のある患者では入院・入所後にも転倒する可能性や危険性を予知できるわけですから予見義務は十分あったといえます．一方，今まで転倒した既往がなく身体的にも転倒を起こすような病気を持たない者が入院・入所後に初めて転倒した場合には予知することが難しく予見義務は低かったと判断されます．転倒の既往のある入院患者には，その後の転倒を防止するために病室にセンサーマットなどを設置して患者の動きを事前に察知する工夫をする，看護・介護スタッフが定期的あるいは必要に応じて病室を訪れ患者の動静を見守るなどのように，結果を回避するあるいはできる対策や対応をするのが結果回避義務に該当します．

　転倒・転落事故とそれに伴う骨折などが発生した際，病院には注意義務（善管注意義務）（民法644条）が課せられていることから善管注意義務違反を問われます．一方，介護施設では安全配慮義務あるいは保護義務違反を問われることになります．いずれも債務不履行（民法415条）あるいは不法行為（民法709条）による損害賠償責任が発生します．まず病院・施設側と被害者側との話し合いによる解決を目指すのですが，これが不成立になりますと損害賠償請求をめぐる民事訴訟になっていきます．

民法644条（受任者の注意義務）：受任者は，委任の本旨に従い，善良な管理者の注意をもって，委任事務を処理する義務を負う．
民法415条1項（債務不履行による損害賠償）：債務者がその債務の本旨に従った履行をしないとき又は債務の履行が不能であるときは，債権者は，これによって生じた損害の賠償を請求することができる．ただし，その債務の不履行が契約その他の債務の発生原因及び取引上の社会通念に照らして債務者の責めに帰することができない事由によるものであるときは，この限りでない．
民法709条（不法行為による損害賠償）：故意又は過失によって他人の権利又は法律上保護される利益を侵害した者は，これによって生じた損害を賠償する責任を負う．

　判例のなかには「身体拘束をすべきであった」との視点から原告（患者側）の損害賠償請求を容認した判決も存在するそうです（広島高岡山支判　平成22年12月9日判決, 小倉, 山崎 2019 p.92）．その概要は，入院中の患者がICUベッドから転落し頸椎損傷をきたした事案について，病院側に転落防止のための抑制

帯使用義務違反があるとして病院側の責任を認定しています．この判例をみますと身体拘束をしなかったことで病院側に責任を負わされる危険性を排除できないということでしょうか．

【参考文献】
1) 全日本病院協会. 平成27年度老人保健事業推進費等補助金（老人保健健康増進等事業). 身体拘束ゼロの実践に伴う課題に関する調査研究事業. 2016.
2) 厚生労働省 身体拘束ゼロ作戦推進会議. 身体拘束ゼロへの手引き. 2001.
3) 寺沢知子. せん妄状態患者に対する抑制行為の義務違反性. 医事法判例百選 第2版. 別冊 Jurist 219. 有斐閣; 2014. p.166-7.

JCOPY 498-04894

実臨床における法的問題
（医療倫理と法）

　われわれ医師は，法律論を別にして日々の診療のなかで対応に苦慮する医療現場に遭遇することが少なくありません．本章では，実臨床で遭遇するいくつかの場面に関する法的問題について考えます．

病名告知

　たとえば患者が末期のがんと判明したとき，医師が真実の病名を患者に告知すべきなのか否かについては古くから論議されてきた問題ですが，最近の傾向として患者本人に病名を告知することが医療現場では普遍化してきていると考えられます．現在のわが国の法律では病名告知に関する規定はありません．基本的な考えかたは，患者には自分の病気を知る権利や治療法を選択する自己決定権として規定される権利が存在し，医師には診療契約上の説明義務が課されており，この両者を基盤として病名告知をすべきであるとの結論に至るのだろうといえます．しかし，病名告知についてはこの関係性だけで終わる問題ではなく多くの問題点が積み残されています．ここでは過去の判例をみながら病名告知の問題について考えていきます．

患者の権利と医師の義務からみた病名告知

　前述のように患者は，自分の病気について知る権利を有しており，病気を知ることでその後の治療などについて自己決定し選択をする権利があり，プライバシー権や自己決定権として法的に保護されています．一方，医師側には診療契約に基づく顛末報告義務や説明義務（この概念は広範に及ぶことから法的に十分整理されていないのが現状です）によって医療行為を行う際には患者に十分説明をした上で同意を得る義務が生じてきます．厚生労働省「診療情報の提供等に関する指針」[1] ならびに日本医師会「診療情報の提供に関する指針（第2

版)」[2] のなかで，診療中の患者に対する情報の説明・提供としていずれも“現在の症状および診断病名”を挙げています．患者の同意を得ない医療行為は違法とされています．たとえば，患者の同意なくしてがんの手術をしたり抗がん剤を投与したりすることは厳密には違法であり，またインフォームド コンセントの法理にも反する行為となります．民法上では，不法行為あるいは債務不履行責任を問われることになります．一般的には患者に判断能力がある場合には原則として病名を告知すべきであると考えられますが，判断能力に欠ける未成年者や認知症に進展した高齢者に対する病名告知をどうするのかに関しては確立した指針などはないといえます．

病名告知に関する判例

　胆嚢癌事件（最三小判 平成7年4月25日）：50歳女性（公立病院看護師）が上腹部痛を訴え某病院内科を受診し，腹部エコー検査やCTスキャンから予後の悪い胆嚢進行癌を疑われ入院・精査の必要があると判断されました．担当医は精密検査後に確定診断と治療方針を決定しようと考え，患者に「胆石がひどく，胆嚢も変形しているので早急に手術が必要です．すぐに入院予約手続をして下さい」と説明をしました．患者には数週後に海外旅行の予定ならびに仕事や家庭の都合もあったので，いったんは入院を拒否し，担当医の粘り強い説得で海外旅行後の入院予約をしたのですが，その2日後に電話連絡で入院延期を伝えそのまま通院が途絶えました．約3カ月後に勤務先の病院で倒れがんセンターに入院，胆嚢癌の病名で手術が施行されましたが根治的切除不能と判断され，以降は化学療法や放射線療法などに終始し，入院半年後に死亡しています．最初の病院の医師が患者ならびに夫に胆嚢癌の疑いがあることを告げなかったことが「患者の自己決定権の侵害」および「医師の説明義務違反」に該当するとして損害賠償請求の訴えを起こした事案です．

　一審ならびに控訴審いずれも説明義務違反と認定せず原告（患者側）の請求を棄却しています．最高裁判決では，①当時（昭和58年）には医師の間で真実と異なる病名を伝えることは一般的であり，胆嚢癌の疑いがあると説明しなかったことは診療契約上の債務不履行には該当しない，②夫に対して胆嚢癌の疑いがあると説明しなかったことが債務不履行に該当するとはいえない，と判

JCOPY 498-04894

断しています．また，患者に対して入院の同意を取り付けたことをもって医師の説明は足りると最高裁は判断していますが，これに対して患者が入院予約を取り消し音信を途絶した事実によって医師の説得（説明）が不十分であったことが疑われるとの意見（久々湊，姫嶋 2017 p.160）がみられます．しかし，患者が入院予約を自らキャンセルし以降なんら連絡がなかったことをもって医師の説明義務違反とみなすのは現場を知らない法律論といわざるを得ません．患者が受診してこないのは患者自身の自己決定であり，受診しない患者に医療機関が電話などを入れてなぜ受診しないのかを尋ねることは，通常はあり得ません．患者はその医療機関あるいは医師に不満があって受診してこず別の医療機関を受診したい希望があるのかもしれません．患者が受診してこなかったことを，すべて医師が説明義務を怠った結果であるとされては現場の医療は成り立ちません．また，契約論から考えますと通院をしないことは患者自らが診療契約を解約しているとも解釈できますので医師側に法的な責任は発生しないのではないでしょうか．

　家族への告知を認めた判例（最三小判 平成 14 年 9 月 24 日）：死亡時 77 歳の男性は某病院で胸部 X 線写真にて両肺に陰影（腫瘍）が存在することが発見されましたが，担当医はその件を患者ならびに家族に伝えませんでした．その後大学病院で多発性肺転移と診断され家族にはその旨が説明されましたが，患者本人には告知をしませんでした．その後，市内の総合病院に転院し左腎癌ならびに骨・肝臓・肺転移と診断されましたが本人への告知をされないままに患者は死亡しています．残された妻と子供 2 人が患者のがんの発見が遅れたこと，適切な治療を怠ったこと，患者本人と家族への病状説明義務を怠ったことを理由として，最初の病院に債務不履行ないし不法行為責任があるとして損害賠償請求がなされた事案です．一審では，病院側にいずれの責任もないとして請求を棄却，控訴審では，患者本人に対する不告知は医師の裁量の範囲内の行為であると判断しましたが，家族に病名が知らされることにより，家族による手厚いケアを受けたり一緒に過ごす時間をより確保できたりすることで患者がより充実した生活を送れた可能性を奪われたことから，医師の行為は患者の期待権を侵害したものと認定し病院側に損害賠償責任を認めました．最高裁は，控訴審の判決を支持し，「医師は，診療契約上の義務として患者に対し診断結

果，治療方針等の説明義務を負担する．そして，患者が末期的疾患にり患し余命が限られている旨の診断をした医師が患者本人にはその旨を告知すべきではないと判断した場合には，患者本人やその家族にとってのその診断結果の重大性に照らすと，当該医師は，診療契約に付随する義務として，少なくとも患者の家族等のうち連絡が容易な者に対しては接触し，同人又は同人を介して更に接触できた家族等に対する告知の適否を検討し，告知が適当であると判断できたときには，その診断結果等を説明すべき義務を負うものといわなければならない」とし，患者本人に対する告知は別にして家族に対しては告知をすべきであるとの判断を示しています．

　しかし，この判決は平成2，3年の事案をめぐるものであり，今日では，医療現場において本人へのがん告知は当然のように行われるようになっており，告知をするあるいは告知をしないとの問題ではなく，どのように告知をしていくのか，告知後の患者ならびに家族のサポートをどう進めていくのかの段階にきているといえます．古典的な意味での本判決の意義はあるかもしれませんが，現在の医療現場では価値があるとはいえないものになってきています．

　このふたつの最高裁での判例をみますと，前者の平成7年判決では，がんの告知は医師の裁量の範囲であり家族への説明についても医師の過失を否定していますが，後者の平成14年判決では，患者への病名告知を考慮すべきであり，仮に告知すべきではないと判断した場合には家族に説明をする義務が生じるとしています．わずか7年間で最高裁の大きな判例変更があったといえるのです．

法的側面からみた認知症患者への病名告知の是非

　がん患者などに対する病名告知に関しては概ね告知をすることが通例になってきていると思いますが，記憶障害や判断能力に欠く認知症患者の場合，病名告知は有効といえるのでしょうか．大雑把に述べると，自己決定権や人格権の視点から認知症患者にも病名を告知するあるいはすべきであるという肯定派と記憶障害のために告知をされたことすら忘れてしまうことから告知に意味はないあるいは慎重にすべきであるという否定派に大別できるでしょう．

 JCOPY 498-04894

　しばしばインフォームド コンセント（以下，IC），つまり説明と同意の視点から病名告知をすべきであるといわれますが，「特別法を含め『インフォームド・コンセント』が，わが国の法規範として採用された事実はない」(米村 2016 p.128)ことからIC は，あくまでも倫理的側面を意味するものであり，認知症患者に病名を告知するか否かの是非をこの概念から捉える限り，仮に認知症患者本人に病名告知をしなくてもそれは医師の良心からの動機付けで行ったことであり法的責任は発生しないといえるのです．

　次いで医療（診療）契約から認知症患者に対する病名告知に関して考えてみます．ここでの問題のひとつは，有効な契約が成立するためには意思能力が必要であり，意思能力を欠くものは原則として契約を締結できないことから認知症患者自身が契約の主体になり得るかの疑問が生じます．病名告知を民法でいう説明義務あるいは顛末報告義務を根拠とした医療契約として捉えきれるのか，つまり契約とは意思能力があることを前提とすることから認知症患者ではそもそも医療契約が成立していないとの解釈もあり得るのです．仮に認知症患者でも医療契約が法的に成り立つとしても，医師が行うべき説明義務には例外規定が存在するとされています．この例外規定として緊急事態や公衆衛生上での法的強制力のある場合（感染症による入院や措置入院など），本人が説明を拒否する場合などに加えて意思能力がない場合も想定されます．しかし，現時点では意思能力を欠く場合に説明義務が解除されるのか否かに関して法的根拠はないように見受けられます．

　鈴木[3,4]は，認知症患者に対する病名告知に関する15編の先行論説を紹介しIC の法理的側面から医師に説明義務を課す論理を展開しています．そのなかで認知症診断の不確実性（早期の段階ではその診断に信頼性がない）は医師側の論理であること，理解力がないから病名を告知しても意味がないとの説は逆に患者本人が病名を知る状況を阻害していること，病名告知をIC の内容として捉えていないことから家族に告知すればよいとし，本人に告知をしなくても治療ができるとの見解に至ること，医師の説明義務・患者の権利がまず成立しなければ，告知を受け入れられる社会体制や告知のしかた，告知後のサポート体制の確立などの条件整備に義務が生じないこと，などを述べています．しかし，論説全体として病名告知の課題に対してあまり論理的に成功しているとはいえないように感じます．

病名告知を患者にはせず家族に告知をすればよいとの考えもありますが，医療情報は患者に一身専属性があり，患者の同意なく家族に病名告知をすることは法的に支持されないとも考えられます．概して法律家は，病名告知に関して説明義務のなかに一括して扱っていることから，病名告知に絞った法的側面に関する議論は少ないといえます．また，病名告知に関する法律家の考えは，医療現場を知らないなかで法律論を大上段に構えた空論を振り回しているように感じられます．とくに以下に述べる認知症患者に対する病名告知に関して当てはまるのではないかと思います．

■ 臨床現場からみた認知症患者への病名告知の是非

法律家による認知症の病名告知に関する多くの議論は机上の空論にすぎないといってよいほど，認知症の診療現場をまったく理解していないなかで法律論を振り回しているように感じます．著者は 1996 年からもの忘れ外来を開設し現在まで 9,000 名近い患者を診療してきましたが，臨床の現場では医療契約による説明義務云々との議論を超越した現実が存在しているのです．たとえば，最近診療した女性患者ですが患者の夫が二世帯住宅の 2 階に住んでいる長男の嫁と性的関係になっており，自分と離婚してその嫁と一緒になろうとしているという妄想を主訴に受診してきました．アルツハイマー型認知症による妄想と診断しましたが，患者に病態を説明してもまったく受け付けません．「私の考えになにか間違いがありますか．○○子さん（嫁），あなた，うちのとできているでしょ！」と診察室で夫と息子夫婦，患者で口論になりまさに修羅場の状況です．この事例では患者が示す妄想とそれに辟易している家族らにどう対応していくかに終始してしまい病名告知の問題は吹き飛んでしまいます．病名告知をして患者の同意を得てから治療開始をするという手順は成り立たないのです．自分の年齢や誕生日をまったく答えることができない初診患者もよく受診してきます．改訂長谷川式簡易知能評価スケール（HDS-R）は 10 点以下です．アルツハイマー型認知症と伝えても多分すぐに忘れてしまうでしょう．そもそもアルツハイマー型認知症という病名を聞いても理解できていないと思います．1 カ月前に頭部 MRI 検査と神経心理検査を施行し，その場で結果を説明した患者が 1 カ月後の診察で「私は検査結果を聞いていませんが」と述べる場合

もあります．このような患者は病名を告知されてもおそらく覚えていられない
でしょう．法律家は，記憶障害や理解力がないことを理由に病名告知をしない
ことは診療契約上の説明（報告）義務違反である，医師はICを行うことで初め
て報告義務を果たしている，患者本人の代わりに家族らに病名告知をすればよ
いとは法的にはいえないなどと論ずる[5]のですが，ではどうしたらよいかの議
論がないのです．おそらく現場を知らないことから議論ができないのでしょ
う．医療は契約であるから医師には説明義務や顛末報告義務があるので病名告
知をしなければならないなどの単純な論理は，認知症診療の現場では役に立た
ないことを法律家は謙虚に受け止めるべきであると著者は考えています．

終末期医療

臨床の現場では終末期医療（ターミナル ケア）という言葉をさかんに耳にし
ますが，日本の法律では「終末期」についての明確な定義付けはないのです．
ですから終末期の意味する内容は論者あるいは患者の病態や医療環境によって
異なることは当然であり，この終末期と安楽死，尊厳死との関係で時折医師が
刑事責任を問われることがあります．ここでは生命倫理の問題は別にして医療
現場で知っておくべき終末期医療の法的側面を考えます．

終末期あるいは終末期医療の定義

終末期あるいは終末期医療の意味するものは多種多様でありそれを論じる状
況によって異なることは当然といえます．

全日本病院協会が公表している「終末期医療に関するガイドライン～よりよ
い終末期を迎えるために～」[6]では終末期を以下の3つの条件を満たす場合と
規定しています．①複数の医師が客観的な情報を基に治療により病気の回復が
期待できないと判断すること，②患者が意識や判断力を失った場合を除き患
者・家族・医師・看護師等の関係者が納得すること，③患者・家族・医師・看
護師等の関係者が死を予測し対応を考えること，の3つです．終末期の病態は
多様なことから，「終末期を期間で決めることは必ずしも容易ではなくまた適当
ではありません」と注釈が加わっています．

表20 救急・集中治療における終末期医療に関するガイドラインによる終末期の判断

① 不可逆的な全脳機能不全（脳死診断後や脳血流停止の確認後などを含む）であると十分な時間をかけて診断された場合
② 生命が人工的な装置に依存し，生命維持に必須な複数の臓器が不可逆的機能不全となり，移植などの代替手段もない場合
③ その時点で行われている治療に加えて，さらに行うべき治療方法がなく，現状の治療を継続しても近いうちに死亡することが予測される場合
④ 回復不可能な疾病の末期，たとえば悪性腫瘍の末期であることが積極的治療の開始後に判明した場合

救急・集中治療における終末期医療に関するガイドライン〜3学会からの提言〜[7]から著者作成

　日本救急医学会と日本集中治療医学会，日本循環器病学会の3学会による「救急・集中治療における終末期医療に関するガイドライン〜3学会からの提言〜」[7]では，終末期を「救急・集中治療における終末期とは，集中治療室等で治療されている急性重症患者に対し適切な治療を尽くしても救命の見込みがないと判断される時期である」としています．終末期と判断される病態を4つ挙げています **表20**．

　「高齢者の終末期の医療およびケア」に関する日本老年医学会の立場表明2012[8]では，終末期を「病状が不可逆的かつ進行性で，その時代に可能な限りの治療によっても病状の好転や進行の阻止が期待できなくなり，将来の死が不可避となった状態」と定義しています．

　終末期医療といっても対象となる患者群は多種多様といえます．①悪性腫瘍や神経変性疾患（筋萎縮性側索硬化症などの神経難病）など慢性進行性疾患に罹患している患者，②ある日突然発症する急性心筋梗塞や致死的脳出血などの急性致死的疾患で終末期にならざるを得ない患者，③慢性呼吸不全のように寛解と増悪を繰り返しながら徐々に進行し，あるとき生命に危機をもたらす病態に陥りどうするかの判断を求められる患者，④90歳を超えた高齢者で背景に重大な疾患がないにもかかわらず徐々に生命力や体力が低下をしていく，いわゆる老衰と思われる患者，⑤自己の信念などによって治療や延命を拒否している患者などに分類されます．

　終末期医療あるいは安楽死の問題などを論ずる際，その患者がどのような病態に該当するのかを検討することなく，一般論として議論をしても実りのある結論は出ないであろうと思います．

終末期医療の実態——死亡場所はどこか

　人は誰しも人生の最後に死を迎えるのですが，現在わが国ではどこで人は死亡しているのでしょうか．人口動態統計（上巻 /5-5/ 死亡の場所別にみた年次別死亡数・百分率）をみますと，1960 年には死亡総数の 70.7％が自宅で死亡していたのですがその後順次減少していき 1993 年に 20％を下回り，2003 年から現在まで 12％から 13％前後で推移しています．一方，病院や診療所での死亡は，1960 年には 21.9％でしたがその後増加の一途を辿り 2005 年には82.4％に達しています．以降はやや減少傾向にありますが，それは介護施設，特に老人ホームでの死亡が漸増していることによっています．2018 年度では，総死亡 1,362,470 名中病院や診療所での死亡 73.7％，介護施設（介護医療院，

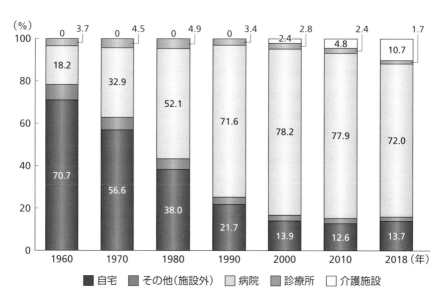

図6　わが国における死亡場所の経年変化

介護施設は介護医療院，介護老人保健施設，老人ホームの合計数.
人口動態統計 上巻 /5-5/ 死亡の場所別にみた年次別死亡数・百分率から著者作成

介護老人保健施設，老人ホーム）10.7％，自宅 13.7％，その他の施設外 2％になっています 図6．圧倒的に自宅以外の場所で死亡している状況といえます．

安楽死の分類

医事法辞典（甲斐 2018b）で安楽死は，「死期が切迫した病者の激しい肉体的苦痛を病者の要求に基づいて緩和・除去し，病者に安らかな死を迎えさせる行為のことをいう」と定義されています．また同辞典では，安楽死の問題は，刑法学者のカール・ビンディングと精神科医のアルフレッド・ホッヘによる「生存の価値なき生命の毀滅」の許容性というテーマをナチスのヒットラーが安楽死と結び付けて悪用し精神病患者やユダヤ人等を医師に殺害させた苦い経験もある，とも述べています．

安楽死の分類を谷口の論説（塚田，前田 2018 p.119-33〔谷口泰弘. 第 7 章 終末期をめぐる問題〕）を援用しながら考えていきます．安楽死の代表的な考えかたとして，①広義の安楽死：安楽死のなかに尊厳死や自殺幇助などの死を含めるもの，②狭義の安楽死：安楽死と尊厳死や自殺幇助は異なる概念であり後者を安楽死に含めないものに大別されます．さらに広義の安楽死を以下のように分類しています．

① 純粋安楽死：死の間際にある患者に対して苦痛を感じさせないような措置をとること．生命の短縮を目的としないことから正当な治療行為とみなされることに異論はないとされています．

② 消極的安楽死（治療行為の中止，不作為の結果）：生命延長のための措置を行わず，無益な治療を中止して尊厳をもって自然な人生の終わりを迎えるようにするもの．一般に尊厳死あるいは自然死と呼ばれるものです．医師の作為義務が否定されるために刑法上の違法性はないと解されています．ただし，それまで装着していた人工呼吸器を取り外す，すなわちスイッチを切る場合には作為行為とされる可能性も残されます．尊厳死の法的側面に関しては後に解説します．

③ 間接的安楽死（苦痛の緩和，治療の結果）：死苦を緩和する措置を行った結果，副次的に生命の短縮がもたらされるもの．たとえば，がん末期の患者に対して苦痛を緩和するために麻酔薬を使用した場合，これを使用し

JCOPY 498-04894

なかった場合に比して患者が若干早く死亡した事案などが該当します. 医療現場では, 苦痛緩和のための措置が行われることは稀ではないことから, ある薬剤を使用したときにはその根拠などを明確に説明できるようにしておかなければなりません.

④ 積極的安楽死 (生命の短縮, 作為の結果): 積極的な生命の短縮行為によって患者を苦痛から解放する行為とされます. 医療者が意図的, 作為的に生命を断つ行為を行い, その結果として患者の死に直接つながるものです.

その他として自殺幇助による安楽死, つまり末期状態にある者が死を望むとき, それに応じて家族らが死に至らしめる行為 (たとえば首を絞める, 致死量の薬物を与えるなど) を行う場合もあります.

安楽死の法的側面

安楽死に関する議論で忘れてはならない法的問題として, わが国では生命を短縮させる行為, つまり本人の同意があっても他人が手を下して死亡させる行為は違法性が阻却されず犯罪行為になってしまうことです. ですから, 上記の分類のなかで純粋安楽死以外はすべて作為あるいは不作為にかかわらず自然の死期に先立って患者の死期を早めることから, 刑法上で殺人罪 (刑法 199 条) あるいは同意殺人・自殺幇助 (刑法 202 条) に該当する可能性を否定できません. 安楽死について学説上の見解を武藤の論説 (甲斐 2018a p.136-44 〔武藤眞朗. 第12章 安楽死〕) を援用しながら考えていきます.

① 純粋安楽死: 医療行為として生命を短縮させるわけではないので, 殺人罪や同意殺人・自殺幇助に該当せず処罰の対象になりません.

② 消極的安楽死: 理論的には, 治療行為の中止, 不作為による殺人罪が成立する余地があります. 生命維持措置を開始しない (不作為) 場合には, 患者本人がそれを希望しないのであれば作為義務は解除される(治療をする義務がなくなる) ことになり殺人罪は成立しないとする学説と, 殺人罪は成立するが患者の承諾によって違法性が阻却されるとする学説が主張されています. すでに実施している生命維持措置の中止については, 患者が中止を承諾している場合には生命維持措置を継続する義務 (作為義務) は

解除（義務の消失）され殺人罪は否定されるとする学説と，中止によって死期を早めることになるので中止行為（作為行為）として殺人罪の該当性を肯定したうえで違法性の問題として扱うべきであるとする学説があります．つまり，治療行為の中止と不作為（治療を開始しないこと）いずれも殺人罪に該当しないとする考えと殺人罪に該当することを認めたうえで違法性を阻却できるかを考える，ことになるかと思います．

③ 間接的安楽死：治療行為によって死期が早まることを医師が認識している点で殺人罪または同意殺人に該当すると考えられます．学説では，間接的安楽死が社会的相当行為であるとして違法性の阻却を認めようとする見解や緊急避難の1類型として生命維持と苦痛緩和の両者を比較することで違法性の阻却を認めようとする見解，医師の決定によって優越的利益を決定させる見解などがあります．

④ 積極的安楽死：前記3つの安楽死では，一定の場合に許容されることがある点で異論はないのですが，積極的安楽死はそもそも許容されるかどうかについて見解の対立があります．有力な学説は，患者の自己決定権を正当化原理の中核にする見解です．一方，人の生命を意図的に短縮する行為は，もはや治療行為といえず規範論理的にも殺人を正当することはできないことから積極的安楽死が許容される余地はないとの見解も強く主張されています．

　安楽死と殺人との間には微妙な関係性が成り立つともいえます．とりわけ医師が法的責任を問われるのは積極的安楽死に関与した場合であろうと思われます．

刑法 202 条（自殺関与及び同意殺人）：人を教唆し若しくは幇助して自殺させ，又は人をその嘱託を受け若しくはその承諾を得て殺した者は，6 月以上 7 年以下の懲役又は禁錮に処する．

尊厳死の法的側面

　超高齢社会のなかで死をどう迎えていくかが大きな問題になってきており尊厳死がしばしば取り上げられます．ここでは，城下の論説（甲斐 2010 p.96-9〔城下

JCOPY 498-04894

裕二. 第8章 終末期医療（安楽死・尊厳死)〕）を援用しながら説明をしていきます.

① 尊厳死とは，治療不可能な末期状態の患者について生命維持治療を中止することにより自然な死を迎えさせる（＝死にゆくにまかせる）こととされています. ですから苦痛からの解放という患者にとっての客観的利益の問題ではなく，望まない治療を強制されないという主観的利益の実現が問題になるそうです.

② 刑法上は，いままで治療を継続してきた患者に対してそれ以上の治療を継続しないあるいは中止をすることが，不作為による同意殺人罪（刑法202条）に該当しないかの問題が出てきます.

③ 東海大学病院事件の判決（後述）から，治療中止は，患者の自己決定権と医師の治療義務の限界（解除）を根拠として正当化される余地があると解されます. 患者に意思表示能力がない場合には患者の推定的同意，さらに家族の意思表示が有力な証拠になります.

④ 医師の治療行為の開始は患者の同意が必須であることから，患者には治療を拒絶する権利も求められることになります. そこで治療を開始しない（不開始）という自己決定権が肯定されるならば，開始された治療を中止する自己決定権も論理的に肯定されることになります.

⑤ これまで継続してきた治療を中止することは，刑法上は不作為（期待された行為を行わないこと）に該当し，それが許容されるのは作為義務（治療義務）が解除されることが要件になり，患者が末期に至り死を回避する可能性がなくなったときに治療義務は否定されることになります.

⑥ 尊厳死を法的に正当化できるのは，患者の自己決定権と医師の治療義務の限界の双方が必要といえるようです. 患者の自己決定権だけで尊厳死を容認すると，刑法上では同意殺人罪に該当するおそれがあること，意思能力の喪失した患者では推定的同意という他者による同意の推定がなされることから，本来の自己決定権と異なることなどの問題が出てきます. 患者の自己決定権と医師の治療義務の限界を統合しようとする見解が有力に主張されているそうです.

⑦ 本人の事前の意思表示（リビング ウイルあるいはアドバンス ディレクティブ）がある場合でも，意思表示に関する時間経過の問題，つまりこれらを記載したときの本人の意思と終末期の意思が一致しているのか否か

10

実臨床における法的問題（医療倫理と法）

の判断ができないことが課題になってきます．また家族による代行判断には本人の意思の擬制（著者註：広辞苑第7版によると，実際の性質が異なったものを同一のものとみなし，同一の法律上の効果を与えること）という難点が常につきまといます．

東海大学病院事件の概要（横浜地判 平成7年3月28日）

多発性骨髄腫で入院していた58歳の男性は，各種抗がん剤やインターフェロン療法などを施行するも効果に乏しく，病状は徐々に悪化していき腎機能障害や高カルシウム血症などを併発し，その頃から家族による治療中止の希望が執拗に繰り返されるのですが，医師団の説明と説得でなんとか必要な治療は継続されていました．その後，患者は痛み刺激に反応をしなくなり呼吸も深大性からいびき呼吸，Cheyne-Stokes呼吸を呈するようになり，家族から「自然の状態で死なせてあげたいので点滴やフォーリーカテーテルも全部抜いてほしい」「早く家に連れて帰りたい．楽にしてやってください」などと懇願されたことから，点滴やカテーテルの抜去，吸痰の中止などが指示されました．その後，長男から患者が示すいびき呼吸に耐えられないから「楽にしてやってください」といわれ，いびきを抑えるために被告人はホリゾン®20mgを20秒で静注，セレネース®10mgを10秒くらいで静注しています．それでも患者のいびき呼吸は抑えられず，長男のさらなる強硬な申し入れに対して被告人はワソラン®を通常使用の倍量を静注，さらに塩化カリウム製剤（KCL）20mLを原液のまま左腕に静脈注射をして死亡に至らしめた経緯がみられます．ワソラン®静注以降の行為が刑法199条の殺人罪に該当するとのことで起訴され，懲役2年，執行猶予2年（情状酌量で減刑）が確定しています．

東海大学病院事件の判決の解説と問題点

この判決では，医師による末期患者に対する致死行為が積極的安楽死として許容される4つの要件 **表21** を示し，本事件では患者は痛みに対する反応を欠き危篤状態であったことから肉体的苦痛はなかったこと（ **表21** の①に該当しない），患者の明示的な意思表示がない（ **表21** の④に該当しない）ことから許

JCOPY 498-04894

容される積極的安楽死は成立しないと判示しています．本判決では，意識障害のある患者の意思表示について以下のように解釈しています．推定的意思を確認するために，まず患者自身の事前の意思表示がある場合には，それが治療行為の中止が検討される段階での患者の推定的意思を認定するのに有力な証拠になること，事前の患者の意思表示が存在しないまたは不明な場合には家族の意思表示から患者の意思を推定することが許されると考えられること（家族と医師側が適格な立場にあり必要な情報を得て十分な理解があることが大前提になっていますが）が述べられています．

　本事件では，積極的安楽死に至る行為の前に消極的安楽死（治療行為の中止）に該当する行為（点滴の中止やフォーリーカテーテル抜去など）もなされています．判決のなかで一般論として治療行為の中止が許容されるための要件，つまり消極的安楽死が許容される3要件が挙げられています **表22**．この要件の解釈としてさらに，①患者の死が回避不可能であるか否かの判断は，複数の医師による反復した診断によることが望ましい，②中止する治療行為は死に対する影響度によって相対的に考えられ，死に対する影響が少ない行為の中止は早い段階から認められ，死に結び付く行為はまさに死が迫った段階に至って中止

表21　医師の致死行為が積極的安楽死として許容されるための要件

① 患者が耐えがたい肉体的苦痛に苦しんでいること
② 患者は死が避けられず，その死期が迫っていること
③ 患者の肉体的苦痛を除去・緩和するために方法を尽くし他に代替手段がないこと
④ 生命の短縮を承諾する患者の明示の意思表示があること

東海大学病院事件の判決文（横浜地判 平成7年3月28日）から著者作成

表22　治療行為の中止が許容される要件

① 患者が治癒不可能な病気に冒され，回復の見込みがなく死が避けられない末期状態にあること
② 治療行為の中止を求める患者の意思表示が存在し，それは治療行為の中止を行う時点で存在すること
③ 治療行為の中止の対象となる措置は，薬物投与，化学療法，人工透析，人工呼吸器，輸血，栄養・水分補強など，疾病を治療するための治療措置および対症療法である治療措置，さらには生命維持のための治療措置など，すべてが対象となってよい

東海大学病院事件の判決文（横浜地判 平成7年3月28日）から著者作成

が許されるとされる，③患者の意思表示に関しては，現実的には末期あるいは終末期の段階で確認できないことがはるかに多いこと，その場合には患者の推定的同意によることが是認される（著者註：患者の明確な意思表示がないときには推定的同意によっても治療を中止することが可能となる）と記載されています．

　積極的安楽死には患者の明示的な意思表示が必要であるのに対して，消極的安楽死では推定的な意思表示（家族らによる推定的同意）でも足りるとしている点で両者に大きな違いが存在しています．本事件では，いずれの安楽死も成立せずと判断され単なる殺人罪が適用されています．

　安楽死に関する現在の学説としては，全般的には，安楽死は原則として違法であるが，極めて厳格な要件のもとで例外的に正当化の余地があるとする見解が多数を占めているとされています．その根拠として，患者の意思（安楽死を望む旨の患者の自己決定）に加えて，社会的相当性（安楽死を相当とする状況の存在）または客観的優越利益（生存期間延長の利益よりも苦痛除去の利益が優越すること）が存在すれば安楽死が許容されると考えるものが多い，としています（米村 2016 p.184）．

　臨床の現場から考察しますと，がん性疼痛などの軽減に麻薬や鎮静剤などを投与して意識レベルを落とすと患者の明示的な意思表示を得ることは困難になり，**表21** の4要件を満たす状況は現実的には成立し得ず，実際には法的に許容される積極的安楽死は存在し得ないのではないでしょうか．あるいはくも膜下出血などのように突発性に発症し意識障害を伴う急性疾患に罹患している患者でもこの4要件を満たすことはあり得ません．なぜならば患者の意思確認をすることができないからです．この4要件の矛盾点は，死期迫る患者と明示的な意思表示とが並立しないことです．この問題はリビング ウイルの場合もそうですが，前もっての意思表示が果たして臨終が迫る場面でも同様の意思を継続しているのか否かの判断ができないとの批判があるように，がん患者の事前の明示的な意思表示（延命をしないでほしいとの希望）が死期の近いあるいは眼前に迫るときにも有効であるかの判断にもなるわけです．

▌川崎協同病院事件（最三小判 平成 21 年 12 月 7 日）

　事件の概要は以下の通りです．患者は当時 58 歳で仕事帰りの自動車内で気

管支喘息の重積発作を起こし心肺停止状態で病院に運び込まれています．救命措置により心肺は蘇生しましたが意識は戻らず，低酸素脳症として人工呼吸器が装着された状態でした．被告人である同病院の医師（呼吸器内科部長）は，患者の妻や子らと会い病院搬送に至る経緯について説明し患者の意識回復は難しく植物状態となる可能性が高いことなどの病状を説明しています．その後，患者に自発呼吸が出現したことから人工呼吸器が取り外されましたが気管内チューブは残されました．入院7日目，被告人（医師）は脳の回復は期待できないと判断するとともに患者の妻や子らに病状を説明し，呼吸状態が悪化した場合に再び人工呼吸器を付けることはしない旨の了解を得るとともに気管内チューブについては抜管すると窒息の危険性があることからすぐには抜けないことなどを告げています．入院10日目，チューブの交換時期に至り，抜管しますが呼吸状態の悪化が観察され「管が抜けるような状態ではありませんでした」などといって再挿管をしています．12日目には急変時に心肺蘇生措置を行わないことなどを家族との間で確認しています．入院後，以下の抜管時までの期間で脳波などの検査は実施されませんでした．患者本人の終末期における事前の意思表示も明らかではありません．15日目，妻から「みんなで考えたことなので抜管してほしい．今日の夜に集まるので今日お願いします」などといわれたことから午後6時頃，患者の回復をあきらめた家族からの要請に基づき死亡することを認識しながら抜管しました．その後呼吸確保の措置もとらなかったのですが，患者が身体をのけぞらせるなどして苦悶様呼吸を始めたため，鎮静剤のセルシン®やドルミカム®を静脈注射するも鎮静を図れず，同僚医師の助言によって筋弛緩剤であるミオブロック®3アンプルを静脈注射し患者を死に至らしめています．

一審（横浜地判 平成17年3月25日）では，尊厳を保ち自然の死を迎えたいという患者の自己決定権と，終末期における意味のない治療を継続する義務はないとする医師の治療義務の限界（解除）の2点から被告人（医師）の行為の正当性を否定し，殺人罪の成立を認め懲役3年執行猶予5年の判決になっています．

控訴審（東京高判 平成19年2月28日）では，一審の自己決定権と治療義務の限界について批判的な論理を展開しつつ最終的には殺人罪の成立を認めざるを得ないとしています．しかし，抜管の要請が家族からなされたことを認め

て事後的にこの点を非難するのは酷であるとして一審判決を破棄，刑を軽減し懲役1年6月執行猶予3年に処しています．

　最高裁の判決は以下のように簡略なものです．「被害者が気管支喘息の重積発作を起こして入院した後，本件抜管時までに同人の余命等を判断するために必要とされる脳波等の検査は実施されておらず，発症からいまだ2週間の時点でもあり，その回復可能性や余命について的確な判断を下せる状況にはなかったものと認められる．そして，被害者は，本件時，昏睡状態にあったものであるところ，本件気管内チューブの抜管は，被害者の回復をあきらめた家族からの要請に基づき行われたものであるが，その要請は上記の状況から認められるとおり被害者の病状等について適切な情報が伝えられた上でされたものではなく，上記抜管行為が被害者の推定的意思に基づくということもできない．以上によれば，上記抜管行為は，法律上許容される治療中止には当たらないというべきである」として気管内チューブの抜管行為をミオブロック®の投与行為と併せ殺人行為を構成するとした原判断（高裁）は正当である，と結論しています．つまり，医師の治療中止行為（挿管チューブの抜管）と積極的安楽死（筋弛緩剤投与）の両方を犯罪として認定しています．

川崎協同病院事件に対する判決の問題点

　本判決は，延命治療の中止に関して最高裁が初めて判断を下したものとして重要とされています．以下に法律家が指摘しているいくつかの問題点を紹介します．

① 甲斐[9]は，最高裁判決は事例判断とはいえ裏を返せば，被害者の病状等について適切な情報を与え，かつ抜管行為が被害者の推定的同意に基づいていれば，気管内チューブの抜管は許容されるという解釈も成り立ち得る，と指摘しています．

② 根本[10]は，抜管行為と筋弛緩剤投与が一括起訴され法律上でひとつの行為と構成されたことで直接の死因となっていない抜管までが殺人行為の一部に含まれることになってしまい，抜管が法律上殺人にあたるとすると医師が処罰を免れたいと思えば，一度挿管したら患者が死苦に苛まれたとしても死ぬまで抜管しないことになりかねず臨床に与える影響は計

JCOPY 498-04894

り知れない，と指摘しています．

③ さらに根本は，複数の医療行為をひとつの行為として判断すると，安楽死の視点からその医療行為の違法性を判断する際に検討すべきものが判然としなくなると述べています．つまり，筋弛緩剤投与を基準とすれば積極的安楽死になり，抜管を基準とすれば間接的安楽死であり，最高裁判決はいずれを基準として違法性阻却を検討しているのかが明らかではないと批判しています．

④ 田中ら[11]は，本事件に関連する文献 39 件を渉猟し，治療中止の許容 2 要件である患者の自己決定権の尊重と医療者の治療義務の限界の関係性が不明確であること，家族が患者の意思を推定したり代理決定したりすることの是非，治療中止と差し控えは同等か，といった論点が抽出されるとしています．

最高裁の判決は，東海大学病院事件において示された積極的安楽死の正当化要件などの課題に踏み込まず抜管行為の違法性などの問題に矮小化したものであり，医療現場からみますと終末期医療や安楽死・尊厳死の問題に正面から対峙していないように感じられます．

▌家族による在宅患者の人工呼吸器取り外し事件[12]

在宅医療のなかで筋萎縮性側索硬化症（ALS）に罹患し人工呼吸器を装着し寝たきり状態で闘病生活を送っていた息子から「死につながる疾患になってもなにもしないでよい…延命の治療や措置を受けない…呼吸器も苦しくてもそのままで良い…」などと延命拒否の旨が繰り返し表明された結果，最終的に母親が人工呼吸器のスタンバイモードへの切り替えスイッチを押して患者を窒息死させた事案です．横浜地方裁判所は，嘱託殺人罪（刑法 202 条）の成立を認め，懲役 3 年執行猶予 5 年を言い渡しています．判旨として，被告人（母親）は自らも自殺することを決意した上で患者の日頃の懇願を受け入れて人工呼吸器を停止させたことから殺人罪の成立ではなく嘱託殺人罪の成立を認めるのが妥当，患者の意思については呼吸器を外して欲しいといえば誰かが犯罪者にならなければならないことを知悉しており，それがいえない以上，せめて延命措置

は必要ないとの意思を表明したものであり，生きていたくはないとの意思を表明したものと解するのが妥当としています．

この事案では積極的安楽死に関しては争点になっていません．

治療の中止と差し控え（治療不開始）は同等か異なるのか

終末期において継続してきた治療を中止することと，当初から治療を差し控えることは法的に同等の側面を持っているのでしょうか．医療の現場ではおそらく治療の中止と差し控えには大きな医学的違いがあると考えることが多いのではないでしょうか．たとえば，呼吸状態の悪化時に気管内挿管をすることと，すでに挿管されている患者の気管チューブを抜管することには違いがあると考えるのは当然のように思われます．しかし法的には，「患者に対し最初から呼吸器の装着を差し控える場合と，いったん開始した呼吸管理を中止する場合とは，法的に同列に置かれるべきである」[13]，「当該行為は，それが客観的に見て適切な治療であれば正当化され，そうでなければ正当化されないというだけであり，作為であるか不作為であるかは一切意味を持たない」[14] などの考えがあり，欧米では，生命維持治療の差し控えと中止の間で道徳的に重要な違いはなく，その差し控えが許容される状況ではその中止も許容されるとされ，わが国の有力な法学者や生命倫理学者も同様の考えかたを支持しています[15]．その理由として，生命維持治療の差し控えは不作為に，その中止は作為に該当しますが不作為と作為とを明確に区別できないこと，あるいは区別することに道徳上の意味がないこと（いずれに対しても責任があること）が挙げられています．しかし，医療の現場では，生命維持治療の中止は差し控えよりも倫理的により一層困難であるとの考えかたが根強いとされています．たとえば，人工呼吸器の装着を差し控えるよりもすでに装着されている人工呼吸器を取り外すことを躊躇する場合を考えると理解しやすいでしょう．

終末期における治療を中止する要件，法的側面

終末期において治療を中止するあるいは中止できる要件とはいかなる場面を指しているのでしょうか．以下で横山の論説[16] を援用しながら考えていきま

JCOPY 498-04894

す．法的な視点で治療中止の要件は，患者の自己決定権と医師の治療義務の限界あるいは解除のふたつに集約されるようです．当然，治療行為の中止が許容されるためには，東海大学病院事件における地裁の判決にあるように「患者が治癒不可能な病気に冒され，回復の見込みがなく死が避けられない末期状態であること」が前提条件になることは当然です．その状況のなかで前述のふたつの要件をどう解釈するかによるといえるのです．

　学説では，死が避けられない末期では医師の治療義務の限界を超えており，その時点での治療拒否の意思表示となる患者の自己決定権を基礎として医療中止の可否ならびに違法性が判断される，と解釈されています．つまり，自己決定権と医師の治療義務の限界は不可分一体とされるのです．一方，自己決定権とは独立した治療中止の根拠として客観的な治療義務の限界の余地も指摘されています．つまり治療義務の限界（解除）のみを根拠に治療中止が許容されるかどうかの問題です．これに関して学説では賛否両論があり，否定的な見解ではこれを認めると患者の望んだ形での尊厳死に該当しないとするものであり，肯定的な意見としては医学的見地から有害ないしは無意味とされる治療行為は，仮に患者が望んだものであってもこれを行う義務は医師にはないとするものです．川崎協同病院事件の一審判決のなかで「医師が可能な限りの適切な治療を尽くし医学的に有効な治療が限界に達している状況に至れば，患者が望んでいる場合であっても，それが医学的にみて有害あるいは意味がないと判断される治療については，医師においてその治療を続ける義務あるいはそれを行う義務は法的にはない」と述べられています．後者を考えるとき，なにが有害でありどういう治療が無意味なのかが問われることになり，なかなか答えを出しにくい問題となってきます．

　治療中止に関する患者本人の自己決定についても多くの問題が積み残されています．以下に自己決定に関する問題点を列挙します．

① 終末期に表示された本人の意思表示を額面通りに受け取ってよいかの疑問が残ります．終末期で意識が混濁しているあるいは麻薬などの薬剤を投与されているときの意思表示にどこまで信頼性を置けるのかの問題といえます．

② 本人による事前指示書があっても治療の時期と時間的に乖離があること，指示書の内容が現実的な状況に対応した内容になっているのか疑問であ

ること（たとえば，いつのいかなる状況における治療中止の意思であるのかを確定できない），医師からの説明を受ける以前の意思表示であることからインフォームド コンセントとしての問題を含むこと，などからフィクション性の問題が完全に解決されません．

③ 本人の事前の意思が重要なことは当然ですが，わが国の現状をみますと，本人が事前に自らの意思を書面でもって明確にすることが稀なこと，また急性致死的疾患や偶発的な事故などによって突然終末期に該当する事態になった場合，本人が前もって自己に対する措置を表明していることも稀なこと，を考えますと，終末期に対する本人の事前の意思表明がある場合はそれほど多くはないといえます．

④ 本人の意思表示が不明の際に家族による意思推定を認めるとしても治療中止の代諾が認められるかに関しては疑問とされます．川崎協同病院事件控訴審では患者の死に直結する自己決定であるため，家族が本人の意思の推定を超えて家族独自に独立の代諾権を与えることはできないと明確に否定されています．これを認容すると他人に死なせる権利を認めるに等しいとされるからです．

⑤ 仮に家族の意思決定を尊重すべきとしても，家族の決定はそれぞれの独自の利害が絡む場合を排除することができず，患者本人の意思の推定にならない危険性も想定されます．本人の意思と家族の意思が必ずしも一致しないこともあります．また，家族間でも意思の違いがみられる可能性も十分想定されます．

⑥ 医師の裁量を認め医療専門家の視点から患者本人の最善の利益を判断すべきとの意見もありますが，医師といってもさまざまであり，医師の裁量にすべてを任せることが患者本人の利益になるかの疑問を払拭できないことも問題点として挙げられます．

　以上の横山の論説は，臨床の現場に即した考えかたを示唆しているように感じます．精神的苦痛を理由とした安楽死を許容すべきかの問題について，現在の日本ではこれを否定することで学説・判例はほぼ一致しているといえるのです（甲斐 2018a p.149〔武藤眞朗．第 12 章安楽死〕）．

JCOPY 498-04894

厚生労働省「人生の最終段階における医療・ケアの決定プロセスに関するガイドライン」の問題点

2006 年 3 月に発生した富山県射水市民病院での外科医による人工呼吸器取り外し事件の報道を契機に，厚生労働省は 2007 年 1 月に終末期医療の決定プロセスのあり方に関する検討会を発足させ，同年 5 月に「終末期医療の決定プロセスに関するガイドライン」を公表しています **表23**．本ガイドラインは，2015 年 3 月に「人生の最終段階における医療・ケアの決定プロセスに関するガイドライン」[17] に名称が変更されています．このガイドラインは，A4 サイズで 2 頁，文字数としては 1,700 文字あまりの非常に短いものであり要点は以

表23 人生の最終段階における医療・ケアの決定プロセスに関するガイドライン

1 人生の最終段階における医療・ケアの在り方
① 医師等の医療従事者から適切な情報の提供と説明がなされ，それに基づいて医療・ケアを受ける本人が多専門職種の医療・介護従事者から構成される医療・ケアチームと十分な話し合いを行い，本人による意思決定を基本としたうえで，人生の最終段階における医療・ケアを進めることが最も重要な原則である．
また，本人の意思は変化しうるものであることを踏まえ，本人が自らの意思をその都度示し，伝えられるような支援が医療・ケアチームにより行われ，本人との話し合いが繰り返し行われることが重要である．
さらに本人が自らの意思を伝えられない状態になる可能性があることから，家族等の信頼できる者も含めて，本人との話し合いが繰り返し行われることが重要である．この話し合いに先立ち，本人は特定の家族等を自らの意思を推定する者として前もって定めておくことも重要である．
② 人生の最終段階における医療・ケアについて，医療・ケア行為の開始・不開始，医療・ケア内容の変更，医療・ケア行為の中止等は，医療・ケアチームによって，医学的妥当性と適切性を基に慎重に判断すべきである．
③ 医療・ケアチームにより，可能な限り疼痛やその他の不快な症状を十分に緩和し，本人・家族等の精神的・社会的な援助も含めた総合的な医療・ケアを行うことが必要である．
④ 生命を短縮させる意図をもつ積極的安楽死は，本ガイドラインでは対象としない．
2 人生の最終段階における医療・ケアの方針の決定手続
人生の最終段階における医療・ケアの方針決定は次によるものとする．

（次頁へつづく）

表23 つづき

（1）本人の意思の確認ができる場合
　① 方針の決定は，本人の状態に応じた専門的な医学的検討を経て，医師等の医療従事者から適切な情報の提供と説明がなされることが必要である．
　　そのうえで，本人と医療・ケアチームとの合意形成に向けた十分な話し合いを踏まえた本人による意思決定を基本とし，多専門職種から構成される医療・ケアチームとして方針の決定を行う．
　② 時間の経過，心身の状態の変化，医学的評価の変更等に応じて本人の意思が変化しうるものであることから，医療・ケアチームにより，適切な情報の提供と説明がなされ，本人が自らの意思をその都度示し，伝えることができるような支援が行われることが必要である．この際，本人が自らの意思を伝えられない状態になる可能性があることから，家族等も含めて話し合いが繰り返し行われることも必要である．
　③ このプロセスにおいて話し合った内容は，その都度，文書にまとめておくものとする．

（2）本人の意思の確認ができない場合
　本人の意思確認ができない場合には，次のような手順により，医療・ケアチームの中で慎重な判断を行う必要がある．
　① 家族等が本人の意思を推定できる場合には，その推定意思を尊重し，本人にとっての最善の方針をとることを基本とする．
　② 家族等が本人の意思を推定できない場合には，本人にとって何が最善であるかについて，本人に代わる者として家族等と十分に話し合い，本人にとっての最善の方針をとることを基本とする．時間の経過，心身の状態の変化，医学的評価の変更等に応じて，このプロセスを繰り返し行う．
　③ 家族等がいない場合及び家族等が判断を医療・ケアチームに委ねる場合には，本人にとっての最善の方針をとることを基本とする．
　④ このプロセスにおいて話し合った内容は，その都度，文書にまとめておくものとする．

（3）複数の専門家からなる話し合いの場の設置
　上記（1）及び（2）の場合において，方針の決定に際し，
　・医療・ケアチームの中で心身の状態等により医療・ケアの内容の決定が困難な場合
　・本人と医療・ケアチームとの話し合いの中で，妥当で適切な医療・ケアの内容についての合意が得られない場合
　・家族等の中で意見がまとまらない場合や，医療・ケアチームとの話し合いの中で，妥当で適切な医療・ケアの内容についての合意が得られない場合
　等については，複数の専門家からなる話し合いの場を別途設置し，医療・ケアチーム以外の者を加えて，方針等についての検討及び助言を行うことが必要である．

下の3つです.

① 多職種構成の医療・ケアチームが患者との話し合い，医療・ケア行為の開始や変更，中止などに関わること．医師ひとりの判断でこれらを行わないこと.

② 患者の意思を最優先すること．経過に伴って繰り返し意思確認を行うこと.

③ 患者本人の意思が不明なときには，家族，医療・ケアチーム，複数の専門家の意見の順に方針を決めていくこと.

　当たり前といえばその通りの内容であり，あえてガイドラインにするほどの目新しい内容ではないようにも感じます．要するに医師ひとりではなくチームを作成して終末期医療を行いなさい，とのことです．患者の意思確認を最優先することはガイドラインでいわれなくても普通の医師ならば当然行っていることでしょう.

　このガイドラインには医師や医療現場から数多くの批判が寄せられています．このガイドラインを擁護する論者と批判をする者の論説を精読すると両者の話がかみ合わないのは当然の帰結です．なぜならば，このガイドラインは終末期あるいは人生の最終段階における医療の決定をどうするかに限定したものであり，作成当初から法律に関係する諸問題を取り上げない方針であり倫理の問題に終始する意図があるからです．一方，批判する立場では，現実の医療現場で直面する人工呼吸器の意図的な取り外しの適否，治療行為を中止する際の実務的な指針などを巡り困惑しておりその基準や判断根拠を求めているのです．その端緒から両者では求めているものが大きく異なっているのです.

　ここでは医療現場の視点からこのガイドラインの問題点を考えてみます.

① 安楽死・尊厳死に関する具体的な記載やそれらが成立する要件についての言及はまったくありません．そもそもそのようなことを目的にしたガイドラインではなく，安楽死や尊厳死に関する問題は別の規範に求められるべきことなのです．このガイドラインに安楽死や尊厳死に関する事柄を期待することはできないのです.

② このガイドラインでは人生の最終段階についての定義や病態を明らかにしないままに意思決定のテクニックに終始しただけの内容といえます．終末期の定義をあえて避けて現場の判断に任せるとの論法です．人生の

最終段階あるいは終末期といっても多種多様ですが，それぞれの特性を省みることなくひとまとめにした議論に終始しており現場の実態にそぐわないといえます．

③ 終末期医療に関する医師の法的責任，つまり，どういう医療行為が法的責任（たとえば殺人罪）に問われるのか，あるいはどの程度の範囲ならば法的に免責となるのかについての基準が述べられていません．終末期医療の問題のひとつとして人工呼吸器を意図的に外すか否かの問題に直面するわけです．富山県射水市民病院の人工呼吸器取り外し事件がまさにこのガイドライン作成の端緒にもなっているはずです．しかしながらこのガイドラインは倫理的側面だけの記述であり，法的側面に関して何も述べていないのです．この批判に対して，樋口は，「この主張は，厚生労働省の作るガイドラインには初めからできないことを求めている．刑法の適用に関するものを，それ自体，厳密な法的効力を持たないとされるガイドラインで限定することはできない．しかも，厚生労働省のガイドラインでは，刑法解釈の指針として警察を拘束できるかにも疑問が残る」と反論しています（樋口 2008 p.88）．つまり，医療現場が直面している問題とは別の次元で高邁な倫理，理念をガイドラインとしてまとめたということになります（意地悪な言い方ですが医療現場の事情と関係なくちょっとガイドラインを作ってみました，ということでしょうか）．

④ 即席で構成された医療・ケアチームがどれだけの役割を果たすことができるのかの疑問もあります．たとえば神経難病で慢性に経過している患者の意思を含めた病像を最も理解しているのはおそらく主治医でしょう．チームでの話し合いといっても結局は事情をよく知っている主治医の考えに依存することが多いのではないでしょうか．まして初めて参加する複数の専門家などがどう関与できるのか甚だ疑問です．長い臨床経過をまったく知らない人間に親身なアドバイスなどができるのでしょうか．このガイドラインの机上の空論を顕著に具現した記述といえます．

⑤ 前項とも関係しますがチームで決定したことに対する法的責任を誰が負うのかが明らかにされていません．医療上の最終的な責任は医師が負うことになるのでしょうが，その責任の範囲を含めて曖昧になっています．

⑥ ガイドラインの解説編[18]で，医療・ケアチームを構成する時間がない緊

急時には医師が治療方針などを決定・選択し，その後にチームで以降の医療の検討を行うとしていますが，医療現場を知らない者の発想です．たとえば，緊急時に医師の判断で挿管し人工呼吸器を装着したとします．その後にチームで何を検討するのでしょうか．人工呼吸器を装着した以上はそれを前提とした延命治療を行わないわけにはいかないでしょう．人工呼吸器を装着しましたがその後は何もしませんとはならないのです．家族から人工呼吸器を外してくれと懇願されてもそれを行えば殺人罪に問われるかもしれません．人工呼吸器管理下の患者の血中酸素濃度が悪化したときに，設定をなんら変更しないのは治療行為の中止あるいは積極的に死に至らしめる行為とされないでしょうか．家族あるいは警察を含めた司法から事後的に治療行為の是非を取り上げられたら医療従事者はたまりません．そもそも治療を中止する目安がないのですから，事後に殺人罪などに問われないように延命治療を粛々とする以外に選択肢はないことになってしまいます．

⑦ 患者の意思を確認するためには終末期あるいは人生の最終段階であると患者本人に告げる必要があります．自分の現在の状態を正確に認識できるのはおそらくがんあるいは慢性疾患の末期に限られるのではないでしょうか．意識障害を伴う急性疾患を発症している患者や，判断力や理解力の喪失した認知症患者，いわゆる老衰といわれる病態で寝たきりになり発語ができない患者などに対する人生の最終段階での治療に悩んでいるのが現場の実情だろうと思います．このガイドラインは，がんあるいは一部の慢性疾患にのみ通用する理念ともいえるのではないでしょうか．

批判や問題点を列挙すれば限りなく浮上してくるのがこのガイドラインです．逆説的に述べると終末期あるいは人生の最終段階の医療についてガイドラインでまとめようとすること自体が無理なことなのかもしれません．

日本医師会の「終末期医療に関するガイドライン」について

日本医師会は，平成20年来数回にわたり終末期医療などに関する提言をしてきていますが，2020年5月に「終末期医療に関するガイドラインの見直し

とアドバンス・ケア・プランニング（ACP）の普及・啓発」[19] を公開しています．以下でこの見直し案について考えていきます．

このガイドラインによる終末期医療のあり方として，

① 本人の意思を尊重した医療およびケアを提供することを基本とする

② 本人が自らの意思を明らかにできないときに備えて特定の家族らを自らの意思を推定できる者として前もって決めておくよう本人に勧める

③ 終末期との判断は，医師を中心とする複数の専門職の医療従事者からなる医療・ケアチームが行う

④ 延命措置の開始・差し控え・変更ならびに中止などは本人の意思決定を基本とし医学的妥当性をもとに医療・ケアチームが慎重に判断する

⑤ 積極的安楽死や自殺幇助などの行為は行わない

などの方針を挙げています．

日本医師会のこのガイドラインは，終末期における延命措置の開始や差し控え，さらに中止について言及をしているところが厚生労働省のガイドラインとの大きな違いになっています．その基本的手続きとして以下の点が挙げられています．

① 本人の意思が確認できる場合にはその意思を基本とした上で医療・ケアチームによって決定する．本人の意思は変化しうるものから状況に応じて話し合いを繰り返しながら意思の確認を継続する．

② 意識不明などの救急時には原則として延命措置を図るべきである．その後に家族らによって本人の意思が推定できたときにはその意思を基本とした医療に立ち戻る．

③「本人の事前の意思表示書」，いわゆるリビング ウイルやアドバンス ディレクティブがある場合にはそれを基本として医療・ケアチームが判断する．

④「本人の事前の意思表示書」はないが，アドバンスケア プランニング（ACP）が実践されていたならば本人の意思を推定できるのでそれを尊重した措置を選択する．

⑤ 本人の意思が不明で家族らもそれを推定できない場合には，家族らと十分な話し合いを行い，本人にとっての最善の措置を講じる．

⑥ 家族らがいないあるいは連絡が取れない，判断を示さない，家族間で意見

JCOPY 498-04894

がまとまらない場合には医療・ケアチームが判断する.

⑦ 医療・ケアチームでは判断が困難なときや関係者の間で意見がまとまらないときには，複数の専門家による委員会の設置または専門家の助言による合意形成を進める.

⑧ 上記の手続きに関しては常に家族と話し合い承認を得るようにする. 段階ごとに常に文書を作成しておく.

また，おわりの項で「終末期の患者が延命措置を望まない場合または家族らが本人の意思を尊重して延命措置を望まない場合には，このガイドラインの手続きに則って延命措置を取りやめることができる. それについて民事上および刑事上の責任を問われるべきではない」と結論付けています.

3 学会提言の救急・集中治療における終末期医療に関するガイドライン

前述の3学会の提言による救急・集中治療における終末期医療に関するガイドラインも前述のガイドライン等と内容的には大きな違いはありませんが，家族らが延命措置について積極的な場合には患者の状態が極めて重篤で現時点の医療水準にて行い得る最良の治療をもってしても救命が不可能なこと，これ以上の延命措置は患者の尊厳を損なう可能性がある旨をわかりやすく家族らに伝えて家族らの意思を再確認すること，原則として家族らの意思表示があるまで現在の措置を維持すること，再確認した家族らが引き続き積極的な対応を希望するときには医療チームは継続して状況の理解を得る努力をすること，とされています. このガイドラインでは延命措置についての選択肢について論じています. 以下にやや長くなりますが全文を掲載します.

一連の過程において，すでに装着した生命維持装置や投与中の薬剤などへの対応として，①現在の治療を維持する（新たな治療は差し控える），②現在の治療を減量する（すべて減量する，または一部を減量あるいは終了する），③現在の治療を終了する（すべてを終了する），④上記の何れかを条件付きで選択するなどが考えられる. 延命措置を減量，または終了する場合の実際の対応としては，たとえば以下のような選択肢がある.

(1) 人工呼吸器, ペースメーカー (植込み型除細動器の設定変更を含む), 補助循環装置などの生命維持装置を終了する. (注)このような方法は, 短時間で心停止となることもあるため状況に応じて家族らの立会いの下に行う.

(2) 血液透析などの血液浄化を終了する.

(3) 人工呼吸器の設定や昇圧薬, 輸液, 血液製剤などの投与量など呼吸や循環の管理方法を変更する.

(4) 心停止時に心肺蘇生を行わない.

上記の何れを選択する場合も, 患者や家族らに十分に説明し合意を得て進める. 延命措置の差し控えや減量および終了等に関する患者や家族らの意向はいつでも変更できるが, 状況により後戻りできない場合があることも十分に説明する. 患者の苦痛を取るなどの緩和的な措置は継続する. 筋弛緩薬投与などの手段により死期を早めることは行わない.

ただし, このガイドラインでは延命措置の選択肢については述べていますがその判断基準や実際の手順に関しては言及していません.

■ 日本老年医学会の立場表明 2012 について

日本老年医学会は, 2012 年に「高齢者の終末期の医療およびケア」に関する学会としての立場表明[8]を公表しています. 理念的な内容も多いのですが, 終末期医療に携わる現場の医師が知っておいたほうがよい部分のみ抜粋します.

① なんらかの治療が患者本人の尊厳を損なったり苦痛を増大させたりする可能性があるときには, 治療の差し控えや治療からの撤退も選択肢として考慮する必要がある.

② 医療とケアに関連することについての話し合いのなかで患者が希望することを尊重すべきである. 認知機能低下や意識障害などがあるときには家族などとよく話し合い, 患者自身の意思を可能な限り推定し, それを尊重することが重要.

③ 本人の満足を物差しに苦痛の緩和と QOL の維持・向上に最大限の配慮が

144

なされるべきである.

④ 医療者は家族に対しても積極的に支援する必要がある. ここでいう家族などとは, 家族の他に患者の友人や介護者など患者の終末期に関わる人たちのことをいう.

⑤ 死にゆく患者を対象とした医療およびケアは, チームアプローチによって実施されることが望ましい.

⑥ 医療・介護・福祉従事者など終末期の医療およびケアに携わる者は, 死の教育や終末期医療およびケアについての実践的な教育を受けるべきである.

⑦ 高齢者では, 認知症や心不全, 呼吸不全などの非がん疾患で死に至ることも多い. 非がん疾患もがん疾患と同様に苦痛を伴うことが少なくない. 緩和医療およびケアの最新の技術が高齢者のあらゆる終末期においてひろく適用されることが望まれる.

■ まとめ

終末期における患者本人の自己決定権（本人の意思）に自らの死を選ぶ自由あるいは権利を包含するのか, あるいは治療を含む医療行為の不開始（差し控え）や中止などの是非については, わが国における生命を短縮させる行為はたとえ本人の同意があっても違法性を阻却されないとする法的規制（同意殺人や自殺幇助として処罰される）との整合性が絡む問題といえます. 前述のガイドラインはいずれも患者本人の意思確認が最優先されることを強調していますが, たとえばリビング ウイルを作成していてもそれが終末期においても有効なのかの問題も出てきています. 手嶋は, 自由な意思により書かれたリビング ウイルが発効するときには本人は判断能力を失っている状態であるために, 能力喪失時とリビング ウイルが書かれた時期の意思とが常に一致するばかりではなく, 一度作成されたリビング ウイルがいつまで有効なのか, 更新する必要はないかといったことが問題になる, と述べています（手嶋 2016 p.311）. 作成されているリビング ウイルの文言で複数の解釈が成り立つ可能性があり患者の意思実行の妨げになることもあり得ます. 法的にはこのリビング ウイルに全面的な根拠を求めることはどうなのかとの疑問も浮かんできます. たとえば,

意識のない患者に対してリビング ウイルに従って終末期の対応をしたにもかかわらず，以前に作成したリビング ウイルと終末期の患者の意思が同一であったと証明をできるのかと問われるとまず証明は無理でしょう．また，家族らに丁寧な説明を行い十分な話し合いを繰り返し行うことも求められていますが，実際の医療現場で事後的に振り返って一点の落ち度のない完璧な説明をすることは可能でしょうか．たとえば，10 の可能性を説明したとしても患者が死亡した後でもうひとつの可能性があったことが判明する場合もあるでしょう．実臨床における医療行為は，動物実験のようにプロトコールを作成しそれに忠実に従った行為を実行できるわけではありません．医療の現場を知らない法律家によって事後的に抽象的な理論を組み立てられ実際の医療行為の欠点や足りなかった点を訴求されますと医療側としては防戦に苦慮することにならないでしょうか．いずれにしても法律は解釈論ですからそのときの裁判官の判断に帰趨することになりますが，訴訟というストレスのかかる問題を抱えることを考慮しますと終末期医療ではどうしても防衛的な医療に終始するのが無難といえるかもしれません．

┌──────┐ 輸血拒否 └──────┘

　救急医療や外科医療，血液疾患の治療など今日の医療では輸血は救命のために重要な意義を有しています．医療人としては救命あるいは治療のために輸血を施行することに何ら疑義を感じないと思いますが，人々の価値観は多様であり，宗教的信念や個人的信条で輸血を拒否する人々が存在することもまた事実です．ここでは医療現場における輸血拒否の問題について考えていきたいと思います．

▌エホバの証人 (ものみの塔聖書冊子協会) による輸血拒否の問題

　輸血拒否の問題が医療の現場でクローズアップされてきたのはおそらくエホバの証人の輸血拒否が各地で起こり医療現場を混乱させたことによるかと思います．エホバの証人は，医療そのものを否定しているわけではないことから病院を受診し外科手術を含む治療を求めてくるわけです．しかし，必要に応じて

JCOPY 498-04894

輸血を主張する医療側と絶対的無輸血を強固に主張する患者側とが鋭く対立する事態に発展し患者への説得は極めて困難になります．

　通常，エホバの証人が医療機関を受診する際には，あらかじめ輸血の可能性を考慮し教団が用意している輸血に関する免責証書を持参し，輸血が必要となる事態になっても輸血をしない（絶対的無輸血）ことを申し出てこの証書の受け取りを求めるとされています．また，多くのエホバの証人は，緊急時にも自らの意思を明確に表示できるよう，あらかじめ継続的委任状を携帯しているとされ，この事前の指示兼免責証書のカードは，命に関わる緊急状況のもとでも有効であり，医師にはそのような患者の事前要請を無視する自由はないとカナダの裁判所は判断しています[20]．わが国ではこの免責証書の有効性を法的に判断した裁判例はないようです．

　輸血拒否の判例としては東大医科研病院事件（最三小判　平成12年2月29日）が有名ですが，それ以前にも判例が存在しています．大分地判　昭和60年12月2日の事案であり，骨肉腫の転移を防ぐため左下肢切断を必要とする成人患者が手術に際して患者本人が輸血を拒否し手術ができない状況のなかで，患者の両親が裁判所に手術断行の仮処分を求めたものです．裁判所は，「債務者（患者）が真摯な宗教上の信念に基づいて輸血拒否をしており，その行為も単なる不作為行動に止まるうえ，債権者（患者の父母）ら主張の前記被侵害利益が，債務者の有する信教の自由や信仰に基づき医療に対してする真摯な要求を凌駕する程の権利ないしは利益であるとは考え難いことであり（略）右輸血拒否行為が権利侵害として違法性をおびるものと断じることはできない」として仮処分申請を却下しています（甲斐2010 p.82〔岩志和一郎．第7章 輸血拒否〕）．この判決は他者の利益が凌駕しない限り患者本人の輸血拒否の意思は尊重されるべきであると解することができます．

エホバの証人の輸血に対する考えかた

　エホバの証人の信者は，輸血を拒否し無輸血治療を宗教的信念としていると一般的に捉えられていますが実相はやや異なるようです．筆者の所属先が「エホバの証人の医療機関情報デスク」となっていることから，関係者と推測される者の論説「エホバの証人への無輸血治療—倫理的・医学的・法的考察—」な

ど[20, 21)]を読みますと，単純に信者であるから輸血拒否と一括りにはできないことがわかります．以下にこれらの論文からエホバの証人，つまりものみの塔聖書冊子協会の考えかたをまとめてみます．

① 聖書は「血を避けなさい」と述べていることからエホバの証人はこの言葉が輸血を避けることも含むと理解しています（使徒15：28，29）．

② 創世記やレビ紀，使徒たちの活動の書の句に基づき全血，分離赤血球，血漿などの輸血，白血球や血小板の投与は認められていないと解釈しています．つまり，全血の輸血も血液の4つの主要成分いずれかの輸血も受け入れません．

③ アルブミンや免疫グロブリンなどの分画や血友病製剤は絶対に使用できないというわけではなく，これらについては証人たち各自が自らの宗教上の良心に基づき各自が決定を下すことになっています．

④ 聖書は流し出された血については「注ぎ出して塵で覆う」ようにとも述べており（レビ紀17：13，14），血は貯蔵して使用すべきではなく，地面に注ぎ出して処分すべきであると解釈されることから術前自己血貯蔵との手段を受け入れません．

⑤ しかし希釈式や回収式の自己輸血や人工心肺装置，血液透析などの手技を受け入れるかどうかについては各自が良心上の決定を下すことになっています．

⑥ 未成年患者については，十分な判断能力があれば本人の意思が尊重されるべきであり，判断能力を有しないのであれば可能な限りその親権者の意向が尊重されるべきであると述べています．

このように全血や赤血球などの輸血は認めないが分画製剤などの使用や回収式自己血輸血などは容認するなど，医学的視点からエホバの証人の主張には矛盾や不徹底な部分が多々みられるともいえます．しかし，たとえ矛盾のある考えであっても治療選択の上での自己決定権の尊重の立場からエホバの証人の宗教的信念にどう対応していくかが課題になるのだろうといえるかと思います．

宗教的輸血拒否に関するガイドライン

　宗教的信念によって輸血を拒否する事例が全国で散発してくるなかで，未成

JCOPY 498-04894

年者の輸血や手術が必要な場合に親権者である父母が輸血や適切な治療を拒否する事例への対応を迫られる状況が出てきています．そこで 2008 年，日本輸血・細胞治療学会など 5 学会の代表者らによる宗教的輸血拒否に関する合同委員会から「宗教的輸血拒否に関するガイドライン」[22] が公表されました．以下で，このガイドラインの解説を行っていきます．

このガイドラインでは，輸血治療が必要な患者を 18 歳以上と，15 歳以上 18 歳未満，15 歳未満に分け，医療に関する判断能力と親権者の態度に応じた対応を整理しています．

① 本人が 18 歳以上で医療に関する判断能力がある場合（判断能力に関しては主治医を含めた複数の医師が評価する）

原則，本人の自己決定権（輸血拒否）を尊重する

（1）医療側が無輸血治療を最後まで貫く場合

本人が医療側に本人署名の「免責証明書」を提出する．

（2）医療側は無輸血治療が難しいと判断した場合

医療側は，本人に早めに転院を勧告する．

② 本人が 18 歳未満または医療に関する判断能力がない場合

（1）15 歳以上で判断能力がある場合

ⅰ）本人は輸血を希望するが親権者が輸血を拒否する場合

本人が輸血同意書を提出する．

ⅱ）本人は輸血を拒否するが親権者が輸血を希望する場合

親権者から輸血同意書を提出してもらう．なるべく無輸血治療を行うが最終的に必要時には輸血を行う．

ⅲ）本人と親権者の両者が輸血を拒否する場合

①に準ずる．

（2）15 歳未満または 15 歳以上であるが医療に関する判断能力がない場合

ⅰ）親権者の双方が輸血を拒否する場合

親権者の理解が得られるように努力しなるべく無輸血治療を行うが最終的に必要時には輸血を行う．

親権者の同意が得られず，むしろ治療行為が阻害される場合には，指導相談所に虐待通告し，一時保護の上，親権

喪失の申し立てとあわせて親権者の職務停止の処分を受け
親権代行者の同意にて輸血を行う.
ii）親権者の一方が輸血に同意し他方が拒否する場合
双方の同意を得るよう努力するが，緊急時などには輸血
を希望する親権者の同意を得て輸血を行う.

　このガイドラインには医療側が行うべき手順のフローチャートが添付されて
いますがやや煩雑なので著者が改変作成したものを 図7 に示しています．こ
のガイドラインは親権者の意向を尊重しつつ，同時に未成年者の生命に危険が
ある状況での輸血のありかたについての道を示したものといえます.

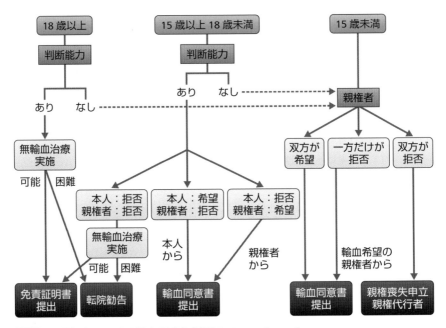

図7 未成年者における輸血同意と拒否のフローチャート
宗教的輸血拒否に関するガイドライン[22] から著者が改変し作成

臨床現場では実際にどうしたらよいか

　実際の臨床現場で輸血を拒否する患者が受診してきたとき，われわれ医師は
どう対応したらよいのでしょうか．宗教的信念を持って輸血拒否を主張する患

JCOPY 498-04894

者およびその家族や関係者に対して医療側も法的根拠を踏まえた対応をせざるを得ないといえます．ここでは，平野が「輸血拒否の具体的事例の検討」の表題で明解な解説を行っているので，以下にその概要を示します（平野 2018 p.144-62）．平野は，対象を成人や妊婦，未成年，家族の意思に分けて詳述していますが，ここでは成人に限って記載を進めていきます．

患者が成人で意思能力がある場合：

① 説明事務の履践として，医師は輸血の必要性，輸血をしなかった場合に生じうる結果を十分説明すべきとされます．医師の治療方針として，無輸血には一切応じられないのか，相対的無輸血には応じられるのか，絶対的無輸血も可能なのかを明確に説明しなければならない．

② 説明後に患者が無輸血治療を求める際，医師は，患者の意思を尊重して無輸血治療を行う契約を締結するかどうかを選択しなければならない．もし絶対的無輸血の合意をした場合，これに反して輸血をすると合意違反となり債務不履行責任あるいは不法行為責任が発生する．絶対的無輸血治療に合意した場合には，後日の紛争予防のために患者の署名入りの契約書または免責証書を作成しておくとよい．無輸血の合意に従って無輸血治療を行った結果，患者が死亡した場合，医師が合意を主張・立証すれば免責される．

③ 無輸血治療に医師が合意できない場合でも輸血以外に有効で危険性の少ない代替手段があれば，医師はその代替手段を適用する義務があり治療を拒否することはできない．逆にいえば，代替手段がないなかで患者が無輸血治療を希望するときには医師は治療を拒否できる．また患者の希望により沿える医療機関があれば転医を勧めることができる．

④ 生命に関わる事態であるあるいは転医が困難な場合に治療を拒否すると，結果的に患者を見殺しにする事態も生じうるがやむをえない（著者註：これは援用した平野の意見であり，法律論的は妥当かもしれないが賛同しかねる医師も多いのではなかろうか）．この結果は，患者の自己決定権の結果であるから医師は民事・刑事上で責任を問われない．

成人患者が意識を喪失している場合：

① 一時的に意識を喪失している場合，家族と医師の間で第3者（患者）のためとする診療契約を締結しても患者が受権の意思表示をするまで患

者に契約上の権利は発生しないし契約の効力もない（民法537条3項）．この場合には契約は成り立たないので法的には緊急事務管理として処理することになる．

② 患者の輸血拒否についての意思を推測できないときには，事務管理の管理者として輸血を含む最善措置をとるべきである．

③ 患者の輸血拒否の意思を推測できる場合には輸血は避けるべきである．本人の意思に反して輸血をすると，悪意または重過失があったとして損害賠償責任（民法698条）や業務上過失傷害罪（刑法211条）が成立する可能性がある．

患者が成人で意思能力がない場合：

① 本人が認知症や精神病に罹患している場合には，輸血の同意や拒否について意味のある意思を表示する能力もないと考えられ，本人の意思は考慮されない．

② 法定代理人（後見人など）がいれば，その者が輸血に同意すれば，輸血を含む診療契約を締結し，これに従って輸血すればよい（著者註：後見人には治療についての同意権はないとされるのでそれとの整合性に問題が発生しないのだろうか）．

③ 法定代理人が選任されていない場合，家族などが事実上輸血に関する意向を医師に表示しても法的には意味がない．患者のための診療契約を有効に締結できる者がいないので，患者と医師の法律関係は事務管理と構成する他ない．

④ 結局，患者に意思能力がない場合，医師は契約によるか事務管理によるかはともかく輸血をすべきということになる．

法律論では上述の解釈になるようですが，実際の医療現場では宗教的信念に基づく輸血拒否への対応には苦慮することが多いと思います．

終末期における水分・栄養補給の法的問題

高齢者では，加齢に加えて身体疾患の悪化などによって臥床状態になりやすく嚥下機能の低下から誤嚥性肺炎を繰り返す，摂食行動を開始しない，拒食などの病態がしばしばみられます．経口摂取が困難な患者に対して水分・栄養補

JCOPY 498-04894

給の対策として中心静脈栄養 TPN や末梢点滴，経鼻経管栄養，胃瘻造設などが想定されます．ここでは，経口摂取ができなくなった患者に対する水分・栄養補給の問題について法的側面から検討をしていきます．

人工的水分・栄養補給の差し控え・中止における法的責任

終末期における静脈栄養や経鼻経管栄養，胃瘻造設の差し控えや中止は，刑法 202 条の同意殺人や自殺幇助に抵触する，あるいは治療義務違反の観点から，刑法 217 条の遺棄罪，刑法 218 条の保護責任者遺棄罪，刑法 219 条の遺棄等致死傷罪に該当する可能性を排除できないとされています．

一方，消極的安楽死との立場によると，その要件を満たしていれば栄養補給の差し控えや中止は違法性が阻却されるとの考えかたも成り立ちますが，現在，わが国では安楽死法あるいは尊厳死法などの法律がないことから事後的解釈によって様相は異なる可能性もあります．

刑法 202 条（自殺関与及び同意殺人）：人を教唆し若しくは幇助して自殺させ，又は人をその嘱託を受け若しくはその承諾を得て殺した者は，6 月以上 7 年以下の懲役又は禁錮に処する．

刑法 217 条（遺棄）：老年，幼年，身体障害又は疾病のために扶助を必要とする者を遺棄した者は，1 年以下の懲役に処する．

刑法 218 条（保護責任者遺棄等）：老年者，幼年者，身体障害者又は病者を保護する責任のある者がこれらの者を遺棄し，又はその生存に必要な保護をしなかったときは，3 月以上 5 年以下の懲役に処する．

刑法 219 条（遺棄等致死傷）：前二条の罪を犯し，よって人を死傷させた者は，傷害の罪と比較して，重い刑により処断する．

終末期における胃瘻造設の適否

認知症や脳血管障害などの疾患によって寝たきりあるいはそれに近い状態になり経口摂取が困難な状態になったとき，われわれ医師は患者の水分あるいは栄養補給の手段として高カロリー輸液あるいは経鼻経管栄養，胃瘻造設のいずれかを家族らに呈示した上で医学的治療を選択することが多いと思います．

経皮内視鏡的胃瘻造設術（PEG）は，1979年に米国の小児外科医であるマイケル・ガウダラー（Michael Gauderer）らによって摂食嚥下障害を持つ小児患者のために開発された手技であり，瞬く間に全世界に普及し，わが国では1990年代後半から経口摂取が困難な高齢者を中心に広がってきている栄養法といえます．

　会田は，現場で働く医師30名を対象に胃瘻による栄養補給を中心としたインタビューを行いいくつかの知見を得ています（会田2011 p.147-215）．以下にその概略をまとめてみます．

① 対象医師のほとんどは，水分・栄養補給法を施行しないとする選択肢を家族に呈示しないことが明らかになっています．

② PEGの施行にあたりほとんどの事例では患者の意思が介在していない．つまり患者の意思を問うことなくPEGが施行されています．

③ 水分・栄養補給をしない選択をすると，医師と患者家族に深刻な心理的負担をもたらす，医師側に自責の念が出る（餓死をさせてしまった，見殺し感），死なせる決断の重さ，何もしないことの困難さ，触法懸念（しないことによる罪に問われるおそれ）などの懸案が浮かんでくるそうです．

④ 対象医師の3分の2は自分が患者ならば胃瘻造設を望まず，3分の1は自分の両親にも胃瘻造設による延命を望まないとし，胃瘻造設による延命に対して積極的で肯定的にみている医師はわずか1名でした．

⑤ 胃瘻栄養法の中止に関して，患者家族からの要請があれば中止をするがそのような要請は少なく，要請に従って栄養補給を中止した経験はさらに少ない，と対象医師は語っています．

⑥ 胃瘻をはじめとする水分・栄養補給を施行されている患者本人にとっては苦痛であろうと認識している医師が少なくなく，本人にとって利益になっているのかは疑問であるが，日本の風土や社会状況，法律などからしかたがないとの考えを持つ医師もいます．

　この調査結果から，寝たきりの高齢者に対して水分・栄養補給を施行するか否かの判断は，生命を維持するための最小限の基本的療養としての栄養補給は必須であるとの認識に依存しており，施行しないことは死に直結することから非倫理的と考える医師が多い，PEG施行の対象患者の多くが医療行為に関する意思決定能力を有しておらず，PEG施行の主な目的は患者本人の利益ではなく

JCOPY 498-04894

患者家族の感情や意向に応えることである，水分・栄養補給をしないという選択肢を与えない医師の対応に問題がある，少量の点滴あるいは持続皮下注射をしながら看取る過渡的代替法の提案などがまとめとして述べられています．

静脈経腸栄養ガイドラインにみる高齢者の栄養補給

日本静脈経腸栄養学会（2020年1月に日本臨床栄養代謝学会に名称変更）から出されている静脈経腸栄養ガイドライン第3版[23]から終末期あるいは認知症高齢者，意識障害を伴う高齢者などに関する記載を以下に要約します．

① 終末期に対する栄養療法として，概ね予後が4週間以内と判断される終末期には栄養療法の適応はないと判断される．栄養や全身状態の改善よりも患者の苦痛緩和に重きをおくべき時期であり，栄養学的な考慮が不要で軽度から中等度の脱水補正や終末期の水分維持が目的であれば皮下輸液が有用な場合もある．

② 認知症高齢者あるいは不可逆性の遷延性意識障害を伴った高齢者でも栄養療法の適応があると判断されれば胃瘻造設に躊躇する必要はない．家族の意向にも配慮して個々の栄養療法の適応を決定する必要がある．経鼻経管栄養や完全皮下埋め込み式カテーテルを使用したTPNの増加のほうが重大な問題である．

③ 高齢者に対する経管栄養の効果は報告によりさまざまである．認知症終末期に経管栄養を導入した群では，有意な体重増加はあったが誤嚥性肺炎と身体拘束が多い傾向にあったとの報告がある．認知症患者へのPEG施行後にも機能改善や栄養改善はなかったとの報告もある．

④ 高齢者では，経鼻カテーテルを自己抜去しやすいことから多くの事例では上肢を中心に身体拘束をされやすい．長期の経管栄養では生活の質の維持・改善のために胃瘻への移行を考慮するべきである．

⑤ フレイルをもつ高齢者では栄養療法と早期からの運動リハビリテーションの併用が必要である．

⑥ 高齢者における栄養療法の適応は，3日間以上の絶食，7日間以上の不十分な経口摂取，進行性の体重減少（1カ月で5%以上，6カ月で10%以上），BMI 18.5未満，血清アルブミン値 3.0g/dL 以下のいずれかに相当

する場合である.

このガイドラインは 2013 年に公表されたものであり，終末期あるいは認知症高齢者，寝たきり高齢患者などに関する指針としてやや不十分な印象を拭い去れないかもしれません.

【参考文献】

1) 厚生労働省. 診療情報の提供等に関する指針（平成 15 年 9 月 12 日医政発第 0912001 号）.
2) 日本医師会. 診療情報の提供に関する指針（第 2 版）. 日本医師会雑誌, 2002; 128: 10 号付録.
3) 鈴木道代. インフォームド・コンセントの法理的側面からみる認知症病名告知の課題―認知症病名告知に伴う行動条件とその特徴を踏まえて―. 北星学園大学大学院社会福祉学研究科北星学園大学大学院論集. 2009; 12: 57-79.
4) 鈴木道代. 認知症病名告知課題に対するインフォームド・コンセントの法理的検討―信託・信認関係から捉える医師・患者関係―. 北星学園大学大学院論集. 2010; 1: 35-53.
5) 新井　誠. 契約論からみた医療現場の告知. 老年精神医学雑誌. 2005; 16（増刊号）: 167-71.
6) 全日本病院協会. 終末期医療に関するガイドライン～よりよい終末期を迎えるために～. 平成 28 年 11 月.
7) 日本救急医学会と日本集中治療医学会, 日本循環器病学会合同. 救急・集中治療における終末期医療に関するガイドライン～3 学会からの提言～. 平成 26 年 11 月 4 日.
8) 日本老年医学会.「高齢者の終末期の医療およびケア」に関する日本老年医学会の「立場表明」2012. 日本老年医学会ホームページ https://www.jpn-geriat-soc.or.jp/tachiba/jgs-tachiba2012.pdf（2020 年 6 月 13 日閲覧）.
9) 甲斐克則. 治療行為の中止―川崎協同病院事件. 医事法判例百選 第 2 版. 別冊 Jurist 219. 有斐閣; 2014; p.198-9.
10) 根本晋一. 川崎協同病院気管内チューブ抜管・筋弛緩剤投与患者死亡事件. 企業法学研究. 2013: 2（1）; 110-26.
11) 田中美穂, 児玉　聡. 川崎協同病院事件判決・決定に関する評釈の論点整理. 生命倫理. 2016: 26; 107-14.
12) 新谷一朗. 家人による在宅患者の人工呼吸器の取外し. 医事法判例百選 第 2 版. 別冊 Jurist 219. 有斐閣; 2014; p.200-1.
13) 井田　良. 特集・医療と法 終末期医療と刑法. ジュリスト. 2007: 1339; 39-46.
14) 辰井聡子. 治療不開始 / 中止行為の刑法的評価―「治療行為」としての正当化の試み. 明治学院大学法学研究. 2009: 86; 57-104.
15) 水野俊誠, 横野　恵. 日本における生命維持治療の中止と差控え. 生命倫理. 2006: 16; 84-90.
16) 横山美帆. 終末期医療における治療差控え・中止を適法とする法的枠組再考. 慶應法学. 2018; 39: 169-221.

JCOPY 498-04894

17) 厚生労働省. 人生の最終段階における医療・ケアの決定プロセスに関するガイドライン. 平成 30 年 3 月改訂.

18) 人生の最終段階における医療の普及・啓発の在り方に関する検討会. 人生の最終段階における医療・ケアの決定プロセスに関するガイドライン 解説編. 平成 30 年 3 月改訂.

19) 日本医師会 生命倫理懇談会. 第 XVI 次生命倫理懇談会答申　終末期医療に関するガイドラインの見直しとアドバンス・ケア・プランニング（ACP）の普及・啓発. 令和 2 年 5 月. 日本医師会ホームページ https://www.med.or.jp/dl-med/teireikaiken/20200527_3.pdf（2020 年 6 月 30 日閲覧）.

20) 早崎史郎, 三浦　実, 有賀友則. 小児麻酔における輸血拒否 エホバの証人への無輸血治療─倫理的・医学的・法的考察─. 日臨麻会誌. 2008; 28: 480-9.

21) 早崎史郎, 仁科建夫, 中井猛之. エホバの証人と無輸血治療の選択─生命倫理のケース・スタディとして考察する─. 生命倫理. 2001; 11: 97-103.

22) 宗教的輸血拒否に関する合同委員会報告. 宗教的輸血拒否に関するガイドライン. 2008 年 2 月 28 日.

23) 日本静脈経腸栄養学会, 編集. 静脈経腸栄養ガイドライン 静脈・経腸栄養を適正に実施するためのガイドライン 第 3 版. 照林社; 2013.

医療現場における Q&A

Q1 医師免許証について知っておくべきことを教えてください

A1 医師免許証は医籍登録を証明する文書といえます．以下に知っておくべき項目を列挙します．ちなみに医籍とは，医師の身分を公証するための公籍ないし公簿を意味します（平沼 2019 p.20）．

① 医師の身分は医籍を登録した日から発生します．ですから医師免許証を実際に所持しているか否かは関係ありません．つまり医師免許証を紛失し手元に持っていなくても医業をなすことは可能であり違法ではありません．

② 医師免許証を持っていても医籍から抹消されているときに医業を行うと無免許医業として罰せられます．

③ 医師免許証を紛失あるいは破損したときには再交付を申請することができます．手数料として 3,100 円が定められています（医師法施行規則 5 条 1 項）．

④ 医師が死亡したときには，死亡の届出義務者が 30 日以内に医籍登録の抹消を申請しなければならない（医師法施行令 6 条 2 項）．これに伴い医師免許証を都道府県知事経由にて厚生労働大臣に返納しなければならないと定められています（医師法施行令 10 条 1 項）．

⑤ 医師免許の取消処分を受けたときは，5 日以内に住所地の都道府県知事を経由して免許証を厚生労働大臣に返納しなければならないと決められています（医師法施行令 10 条 2 項）．

⑥ 本籍地都道府県名ならびに氏名，生年月日，性別に変更が生じたときには 30 日以内に医籍の変更を申請しなければなりません（医師法施行令 5 条 1 項）．

⑦ 医師免許証とは直接関係しませんが，医師は 2 年ごとに氏名，住所などを厚生労働大臣に届け出なければなりません（医師法施行規則 6 条 1 項）．さらに医業に従事する者はその場所（開業や勤務場所）も届け出な

ければならない（医師法6条3項）とされています.

Q2 医師は歯科治療を行うことができますか

A2 医業と歯科医業の分離が明確になっている現行法のなかで，昭和24年1月21日の旧厚生省通知「医師法第17条による医業の範囲に関する件」（各都道府県知事あて厚生省医務局長通知，医発第61号）で「医師法第17条の『医業』と歯科医師法第17条の『歯科医業』との関係に関し若干疑義があるようであるが，抜歯，齲蝕の治療（充填の技術に属する行為を除く），歯肉疾患の治療，歯髄炎の治療等，所謂口腔外科に属する行為は，歯科医行為であると同時に医行為でもあり，従ってこれを業とすることは，医師法第17条に掲げる『医業』に該当するので，医師であれば，右の行為を当然なし得るものと解されるから右御諒承の上然るべく指導せられたい」としています．補綴と充填，矯正等は歯科医師が独占的になし得る治療ですがこれら以外の歯科治療は医師が行っても差し支えないと解釈されています．

Q3 糖尿病診療でインスリンを家族に代行させ注射させることがありますが法的根拠はあるのでしょうか

A3 認知症に進展したり高齢になり視力障害を合併したりしている患者などでインスリンの自己注射を患者本人ができない，あるいは不安がある場合，医師が同居している家族にインスリン注射の代行をさせることは常套手段であろうといえますが，その法的根拠はどこにあるのでしょうか．家族が代行してインスリン注射を行うことは，法的には医師法17条の違反行為に該当します．しかし，昭和56年5月21日に通知された「インシュリン（筆者註：原文のまま）の自己注射について」（医事第38号厚生省医務局医事課長通知）にて，「医師が継続的にインシュリン注射を必要と判断する糖尿病患者に対し，十分な患者教育および家族教育を行った上で，適切な指導及び管理のもとに患者自身（又は家族）に指示して，インシュリンの自己注射をしても医師法第17条違反とはならないと考えるがどうか」との質問に対して旧厚生省医務局医事課長回答として「照会のあった標記については，貴見とおりである」とされていること

が根拠になっています．つまり家族によるインスリンの代行注射は違法ではないとされることになったのです．しかし，医師ならびに看護師以外の者，たとえば介護施設のスタッフなどは注射をしてはならないとされています．ですから，看護師が常駐していない介護施設ではインスリン注射が必要な認知症患者の受け入れをほとんど拒否していると思います．もちろん家族が毎日施設を訪れて注射をすることは可能でしょうが現実的ではないでしょう．

医師法 17 条：医師でなければ，医業をなしてはならない．

Q4 在宅療養患者の吸痰行為を家族らが行ってもよい法的根拠を教えてください

A4 在宅医療において人工呼吸器を使用する患者の増加に伴い頻繁に行う吸痰行為は医行為とされ，家族が反復継続すれば形式的には医師法 17 条違反にならざるを得ません．しかし，家族による吸痰行為はインスリン注射と同様に容認されたものと考えられてきました．その根拠として，実質的違法論（ある行為が刑法の規定する構成要件に該当する場合，その行為が正当化されるだけの事情が存在するか否かの判断を実質的に行い，正当化されると判断されるときにはその違法性が阻却されるという考えかた）が想定されています（樋口，岩田 2007 p.35-54〔野口 尚.「医行為」概念の解釈運用について〕）．わかりやすい例として，格闘技での殴り合いは，暴行や傷害罪としての要件を満たしていますが，これらは「業務（仕事）による行為」に該当することから違法性が阻却されることになるのです．では家族以外の非医療従事者，たとえば訪問ヘルパーなどによる吸痰行為はどうなのでしょうか．まず平成 15 年に，在宅 ALS 患者の吸痰行為については，一定の条件下では当面やむをえない措置として実施が容認されることになりました（平成 15 年 7 月 17 日医政発第 0717001 号厚生労働省医政局長通知）．ALS 患者以外に関しては，平成 17 年に，訪問看護を積極的に活用すべきであるが，頻繁に行う必要のある痰の吸引のすべてを訪問看護で対応していくことは現状では困難であり，24 時間休みのない家族の負担を軽減することが緊急に求められていることから，ALS 患者に対する痰の吸引を容認するのと同様の条件の下で家族以外の者が痰の吸引を実施することは当面のやむを得

ない措置として許容されるものと考える，との通達（平成 17 年 3 月 24 日医政発第 0324006 号厚生労働省医政局長通知）が出され，家族以外の者による実施も許容されることになっています．

Q5 AED（自動体外式除細動器）の使用は医療行為（医行為）に該当しないのでしょうか

A5 平成 16 年 7 月 1 日に厚生労働省医政局長から「非医療従事者による自動体外式除細動器（AED）の使用について」（医政発第 0701001 号）の通知が出され，「AED の使用については，医行為に該当するものであり，医師でない者が反復継続する意思をもって行えば，基本的には医師法第 17 条違反となる」と通達し，AED の継続使用は医師法違反であると明記しています．しかしながら同時に「救命の現場に居合わせた一般市民（略）が AED を用いることには，一般的に反復継続性が認められず，同条違反にならないものと考えられる」として一般市民の AED 使用を認めています．反復継続の有無が医師法 17 条違反か否かの判断になるのですが，救急の現場に居合わす救急隊員が AED をしばしば使用する際の違法性が問題になるとの指摘もあるようです（米村 2016 p.42，樋口，岩田 2007 p.55-74〔三田村秀雄：AED の市民使用に関わる問題〕）．

医師法 17 条：医師でなければ，医業をなしてはならない．

Q6 医療関係者への患者らの暴言や暴力行為に対する法的責任はどうなるのでしょうか

A6 提供された医療やその結果に対して患者らにたとえ不満があったとしても，医療関係者への暴言や暴力行為は正当化されることはあり得ません．これらの行動は法的には，傷害（刑法 204 条）や暴行（刑法 208 条），脅迫（刑法 222 条），強要（刑法 223 条），恐喝（刑法 249 条）などの刑事上の犯罪を構成します．また民事でも損害賠償の責任を負うことになります．逆に医療機関の責任者らが患者によるこれらの行為を野放しにしたり適切な対応をしなかったりすると，被用者等（医療機関の職員）に対する安全配慮義務違反を問われる

ことになり民事上の損害賠償責任が発生する可能性があります．最近は規模の大きい病院では警察OBなどを採用し院内の暴力行為やクレームなどへの対策を講じていることが多いといえます．しかし，個人開業の場合にはそのような対策をとれないと思いますので警察への相談，通報になるかと思います．

> 刑法204条（傷害）：人の身体を傷害した者は，15年以下の懲役又は50万円以下の罰金に処する．
> 刑法208条（暴行）：暴行を加えた者が人を傷害するに至らなかったときは，2年以下の懲役若しくは30万円以下の罰金又は拘留若しくは科料に処する．
> 刑法222条1項（脅迫）：生命，身体，自由，名誉又は財産に対し害を加える旨を告知して人を脅迫した者は，2年以下の懲役又は30万円以下の罰金に処する．
> 刑法223条1項（強要）：生命，身体，自由，名誉若しくは財産に対し害を加える旨を告知して脅迫し，又は暴行を用いて，人に義務のないことを行わせ，又は権利の行使を妨害した者は，3年以下の懲役に処する．
> 刑法249条1項（恐喝）：人を恐喝して財物を交付させた者は，10年以下の懲役に処する．

Q7 通院している患者が万引きを行った結果，警察から病状の照会があったときの対応をどうしたらよいでしょうか

A7 個人情報保護法23条には，「個人情報取扱事業者は次に掲げる場合を除くほか，あらかじめ本人の同意を得ないで，個人データを第3者に提供してはならない．」と規定されています．警察からの照会に関しては，同条1項1号の「法令に基づく場合」に該当するので患者本人の同意がなくても回答をすることは可能です．電話による照会は，相手が警察官かどうかも不明ですし記録も残らないので回答を断るべきです．「捜査関係事項照会書」の名目で公文書が送付されてくることもしばしばあります．これは刑事訴訟法197条2項（捜査については，公務所又は公私の団体に照会して必要な事項の報告を求めることができる．）に基づくものですが，任意捜査ですので病院や医院・クリニックが応じる法的義務まではありません．拒絶してもよいのですが病名や通院期間のように事実である事項に関しては回答するのが一般的とされています．しかしながら，回答することで当該患者や家族から抗議や恨みを買う可能性は残りま

JCOPY 498-04894

す.

　結論として，警察からの捜査協力は，あくまでも任意のものであって病院などの医療機関に情報提供の義務はないのが原則です．警察が診療に関する個人情報を本当に必要と考えるならば，刑事訴訟法 218 条 1 項（検察官，検察事務官又は司法警察職員は，犯罪の捜査をするについて必要があるときは，裁判官の発する令状により，差押え，記録命令付差押え，捜索又は検証をすることができる.）に基づいて裁判所から捜査差押令状をとって差押さえを行うことになります．

　守秘義務の観点では，警察への患者情報の提供は，秘密漏示罪（刑法 134 条 1 項）の守秘義務違反とならない正当な理由に該当することから，たとえ任意捜査であっても守秘義務違反には該当しないと判断されます．しかし，求められた情報以外に情報を提供した場合には損害賠償請求をされる可能性は否定できないと思います．

個人情報保護法 23 条 1 項：個人情報取扱事業者は，次に掲げる場合を除くほか，あらかじめ本人の同意を得ないで，個人データを第三者に提供してはならない.
1 法令に基づく場合
刑法 134 条 1 項（秘密漏示）：医師，薬剤師，医薬品販売業者，助産師，弁護士，弁護人，公証人又はこれらの職にあった者が，正当な理由がないのに，その業務上取り扱ったことについて知り得た人の秘密を漏らしたときは，6 月以下の懲役又は 10 万円以下の罰金に処する.

Q8 警察から事件に関連して死因や死体の身元などに関する情報提供の依頼があった場合，回答をしてよいでしょうか

A8 「医療・介護関係事業者における個人情報の適切な取扱いのためのガイダンス」に関する Q & A（事例集）[1] によりますと，死者に関する情報は，個人情報保護法に規定する個人情報には該当しないのですが，遺族などの生存する個人に関する情報が含まれる場合には，当該生存する個人に関する情報となるため個人情報保護法を踏まえた取扱いが必要になります．この Q & A によりますと，「警察等が取り扱う死体の死因又は身元の調査等に関する法律」の 4 条 3 項の規定に基づく警察署長からの死者の診療情報などに関する情報提供

の依頼は，個人情報保護法23条1項1号の法令に基づく場合に該当するため遺族の同意がなくともその情報を提供することが可能とされています．

Q9 弁護士から患者の病歴照会があった場合の対応はどうしたらよいでしょうか

A9 照会をしてきた弁護士は，受任した職務の関係で病歴を問い合わせてきたのでしょうが，この照会には法的強制力はなく，また医師としては守秘義務を負っていることから，患者本人以外に病歴を告げると守秘義務違反やプライバシー権侵害などにつながるおそれがあります．原則は病歴照会に応じる義務はありません．もちろん本人の同意があるならば回答をすることは可能です．ただし，弁護士個人ではなく弁護士会から照会があった場合にはやや複雑になります．弁護士会は，**弁護士法23条の2第2項**に基づいて照会を求めることができ原則として回答する義務があるとされています（例外として照会に相当性を欠く場合には回答しなくてもよいとされています）．個人情報保護法との兼ね合いでは，本人の同意がなくても第3者に情報を提供できる場合として法令に基づく場合の条項があるので，弁護士会からの照会に回答することは違法にはならないとされています．しかしながら，医師には同時に守秘義務があることも考え回答するか否かはケースバイケースだろうと思います．弁護士に相談しながらの対応がよいでしょう．

> 弁護士法23条の2第2項：弁護士会は，前項の規定による申出に基き，公務所又は公私の団体に照会して必要な事項の報告を求めることができる．

Q10 手術同意書の法的な位置付けを教えてください．これで一切の免責になるのでしょうか

A10 一般的になんらかの手術を行う際に患者ならびに家族らから手術同意書をもらっていると思いますが，この手術同意書の法的な位置付けについて，初川の論説をもとに考えていきます（初川2016 p.138-41）．
① 同意書のなかに医師の説明に患者が納得し同意をしたという文章があれ

JCOPY 498-04894

ば，医師の説明義務を尽くされていたという重要な証拠になるそうです．
② 同意書のなかにこれこれのリスクがあるがそれでも手術に同意するかとの文言があり患者が同意したとみなされる場合であっても，結果的にそのリスクが現実化，つまり手術による不都合な結果を生じたときに医師の責任が減じられることはないとされています．責任の如何は医師として注意義務を尽くしたか否かによっています．
③ 手術同意書あるいは検査などの承諾書に，結果として重大な後遺症が残ったりなんらかの不都合な事態が発生したりしても後に苦情や訴訟をしないなどの免責条項を入れておいても，そうした条項は無効とされています．現在は，そのような文言を入れている手術同意書はないと思います．

米村は，「どの医療処置について同意書提出を求め，どの程度の詳細な説明を行うかについては医療機関ごとに対応が分かれており，これは法的な義務内容の不明確性に起因する問題である」と指摘しています（米村 2016 p.132）．

Q11 認知症が進行し判断能力がないと判断される患者が手術を必要としていますが手術同意書はどうしたらよいでしょうか

A11 手術や侵襲的治療などの医療行為を受けることへの同意は患者本人が判断し決定することが原則となっています（一身専属性，自己決定権）．ですから，家族や親族だけの同意で手術などを行うことは本来できないとされています．仮に家族らから同意を得ても法的には有効と言い難いと考えられます．成年後見に審判されている場合，成年後見人から同意を得ればよいと考えている医療関係者が少なくないようですが，成年後見人は，診療契約を締結することは可能ですが手術などに関する同意権を有していません．ですから成年後見人は手術同意書に署名することはできないのです．ただし，成年後見人には本人（成年被後見人）に代わって訴訟を起こすことが可能ですので，当該患者への医療行為に関して丁寧に説明しカルテにその旨を記載しておくことがその後のトラブル防止の点から重要です．現実的には成年後見制度を利用している者が少ないことを考えますと，手術が必要となっている患者がすでに後見に審判されている可能性は極めて低いと推測されます．認知症患者の医療行為について，

さらに広くいえば同意能力を欠く者に対して誰から同意を得ればよいのかについては現在でも法的に確立されているとはいえないのです．では実臨床ではどうしたらよいのでしょうか．まず，認知症患者本人に対して判断能力に応じた説明を行った上で同意取得を得るようにします．家族や身元引受人がいるならばその人々からも同意を求めることが望ましい方法だろうといえます．

　米村は，法的解釈としてどんなに膨大な説明文書や同意書があっても患者や家族が十分理解できる内容を説明していない場合には情報提供義務が履行されたとはみなされない．一方，十分な情報提供がなされれば，同意書面の作成・提出がなくても情報提供義務は履行されたこととなる（実体法上は口頭の同意で問題ない），と述べています（米村 2016 p.132）．しかし，後々のトラブルを考えますと，たとえ法的に不備であってもなんらかの同意書を得ておくことで臨床の現場では安心できる担保が得られたといえるでしょう．

　医療同意に関しては法的整備が不十分であり現時点では定立した法規定はないと考えざるを得ないといえます．2011 年に日本弁護士連合会が「医療同意能力がない者の医療同意代行に関する法律大綱」[2]を公表しています．興味のある読者は一読してください．

Q12 チーム医療における責任あるいは説明義務は誰にあるのでしょうか

A12 近年の医療の高度化などによって多職種のスタッフが共同して活動を行うチーム医療が盛んになってきています．そのチーム医療でトラブルが発生した場合の責任は誰が負うことになるのでしょうか，また説明義務は誰に求められるのでしょうか．刑法では自己のおかした犯罪についてのみその個人が責任を負い，他人がおかした犯罪の責任は問われないこと（個別行為責任）が原則になっています．医療の特殊性として診療行為の責任は医師に一元化されています．ではチーム医療で発生した医療事故あるいは医療過誤はすべて医師の責任になるのでしょうか．

　チーム医療といっても大学の医局のように教授を頂点とする縦の関係からなるチームと多職種が共同して活動する横のチームに大別されます．前者に関しては説明義務をめぐって係争になった事案[3]があります．それは，心臓手術に

よって死亡した患者遺族が手術を施行した大学病院と教授に損害賠償を請求したものです．手術に際しての術前説明は助手が行っていたのですが手術の執刀医は教授であり，執刀医が患者本人ならびに家族に術前になんら説明をしていないことなどが争点になった事案です（最一小判 平成20年4月24日）．最高裁の判旨は，チーム責任者は，患者や家族に対し手術の必要性や内容，危険性などについての説明が十分に理解できるように配慮すべき義務を負っているとされるが，その義務は，患者への説明を常にチーム責任者が行わなければならないものではなく，主治医が説明をするのに十分な知識，経験を有している場合には主治医に説明をゆだねチーム責任者は必要に応じて主治医を指導，監督するにとどめることも許される，とされました．また，チーム責任者が主治医に対して適切に監督，指導をしていれば主治医の説明が不十分であったとしても同責任者は説明義務違反による不法行為責任を負わない，となっています．一方，刑事事件としては，チーム医療の責任者である診療科長の過失責任を認めた最高裁判例もあります（最一小判 平成17年11月15日）．この事案では民事でも診療科長の過失が認定されています．

　では，横の関係にあるチームではどうなのでしょうか．この場合，チームの目的や構成などが多様であることから一概にはいえないと思われますが，チームの各構成員は対等の立場で役割分担や活動をすることを基本としておりチーム責任者であるとの考えは成り立たず，あるチーム員が不十分な説明をした場合であっても他のチーム員は原則として法的な責任を負わないことになるかと思います．また，たとえば看護師は有資格者として専門知識を持ち活動をしていることから，看護師の過失に関して医師に責任を負わせることは看護師の専門職としての地位をないがしろにすることになります．一方，看護師などの診療補助者は，医師の指示のもとで診療行為に関与しているとの視点に立つと，看護師などの診療補助行為に基づく医療過誤に対して医師が原則として責任を問われるとの論理も成り立つのです．他の職種と医師に関しても同様の解釈になるかと思います．概して横のチーム医療における刑事あるいは民事責任に関して明確に述べている資料はないようです．第7章でも解説をしています（p.98〜9）.

医師が刑事責任を問われる際の罪名としてはどのようなものがありますか

A13 医療事故あるいは医療過誤が生じた際に医師が刑事責任を問われるのは業務上過失致死傷罪（刑法 211 条）の場合がほとんどです．これは，業務（医療行為）上必要な注意を怠り患者を死傷させた者は 5 年以下の懲役もしくは禁錮または 100 万円以下の罰金に処するものであり，重大な過失により患者を死傷させた者も同様である，とされています．ここでいう業務とは，社会生活において反復・継続して行う行為を指しています．業務というのは必ずしも仕事上のことだけではなく日常生活での娯楽のための個人的な行為，たとえば車の運転などにも適用されます．過失は，その業務を遂行するに際して求められる注意義務に違反し悪しき結果を他人に生じさせたことによる責任を負うことです．業務上過失致死傷罪の成立には医師による医療行為と患者の死傷との間に因果関係が証明（立証）されなければなりません．他には，カルテの改ざんによる証拠隠滅罪（刑法 104 条）や業務上堕胎罪（刑法 214 条），保護責任者遺棄罪（刑法 218 条）などもありますが稀だと思われます．注意しなければならない点として医療過誤によって患者が死亡した際に死亡診断書に虚偽の記載をした場合です．発覚しますと国公立病院の医師ならば虚偽有印公文書作成罪・同行使罪（刑法 156，158 条）で 3 年以下の懲役または 20 万円以下の罰金，民間病院の医師や開業医ならば虚偽診断書等作成罪（刑法 160 条）で 3 年以下の禁固または 30 万円以下の罰金に処せられます．

Q14 **医師が民事責任を問われる場合としてはどのようなものがありますか**

A14 医師あるいは医療機関に民事上での責任が発生するためには，①医師あるいは医療機関に過失があること，②患者側に損害が生じていること，③過失と患者の損害の間に因果関係が存在すること，の 3 要件を満たすことが条件になります．過失とは，予見義務を前提とした上での結果回避義務の違反を意味するものとされています．因果関係は，刑事責任では誰がみても疑いを抱かない程度に明白な証明が必要です．しかし，民事責任では，全証拠を総合的に検

討し特定の事実が特定の結果発生を起こした関係を是認しうる高度の蓋然性で足りるとされています．患者側から訴えられる罪名としては，医療契約のなかで必要な事柄を遂行しなかったとして債務不履行責任あるいは契約責任（刑法415条）あるいは患者に対する注意義務違反を問う不法行為責任（刑法709条）によることが多いようです．

民法415条1項（債務不履行による損害賠償）：債務者がその債務の本旨に従った履行をしないとき又は債務の履行が不能であるときは，債権者は，これによって生じた損害の賠償を請求することができる．ただし，その債務の不履行が契約その他の債務の発生原因及び取引上の社会通念に照らして債務者の責めに帰することができない事由によるものであるときは，この限りでない．
民法709条（不法行為による損害賠償）：故意又は過失によって他人の権利又は法律上保護される利益を侵害した者は，これによって生じた損害を賠償する責任を負う．

Q15 医療過誤で訴えられる不法行為責任についてわかりやすく説明してください

A15 民事で患者側から訴えられるのは不法行為責任か債務不履行責任のいずれかになります．不法行為責任では，①医師らが患者の身体・生命を実際に侵害したこと，②その侵害行為に故意・過失があること，③患者に何らかの損害が発生したこと，④侵害行為と発生した損害の間に因果関係があること，の4事実について患者側が相当程度証明することが求められる，とされています（初川 2016 p.137）．医師を雇用している医療機関も使用者責任を問われ損害賠償の責任を求められることがあります．つまり，患者側は，医師と医療機関の双方あるいは一方に損害賠償を求めることができるのです．個人開業ならば開設者の医師に賠償が求められます．

Q16 家族に頼まれて患者の診断書に事実と異なる記載をしたときの罪状はどのようになりますか

A16 国公立病院などに勤務する医師の場合には虚偽有印公文書作成罪（刑法156条）に該当し，3年以下の懲役または20万円以下の罰金に処せられます．

民間病院の医師や開業医などは虚偽診断書等作成罪（刑法 160 条）にて 3 年以下の禁固または 30 万円以下の罰金になります．たとえば，アルツハイマー型認知症に進展している通院患者の家族から自動車運転をもう少し継続させたいから診断書の病名を軽度認知障害 MCI と記載してほしいと依頼され，それを実行すると上記の罪に問われることになります．生活の利便性から心情的になんとかしてあげたい，あるいはアルツハイマー型認知症がまだ軽度の段階だから運転くらいは大丈夫であろうと考え，診断名を意図的に変えることは決して行ってはなりません．参考までに述べますと運転免許に関連する診療で初診患者を非認知症あるいは軽度認知障害 MCI と診断し診断書を作成した後，その患者が自動車事故を起こし他院でアルツハイマー型認知症と診断され，最初の医師の診断が誤っていたことが判明したとします．その場合，最初の医師が真摯に診断をした結果ならば刑事罰は問わないことを平成 25 年 11 月 19 日参議院・法務委員会において当時の警察庁交通局長が答弁をしています．

Q17 患者の情報を他人にうっかり話してしまった場合，罪になりますか

A17 医師や看護師などの医療従事者ならびに医療機関は，業務上，つまり医療行為のなかで知り得た他人の秘密を第 3 者に漏らさない義務を負っており，これを守秘義務と呼びます．医師法にはこの守秘義務に関する刑罰の規定はなく，刑事上では医師ならびに歯科医師，薬剤師，医療品販売業者，助産師は秘密漏示罪（刑法 134 条 1 項）によって処罰を受けます．その他の医療関係者は各業種に該当する個別の法律によって守秘義務規定が定められています．医療資格を持たない事務職員らに対する守秘義務を規定した法律はありません．

医師らは，以下に示す正当な理由がある場合には守秘義務違反を問われることにはなりません．すなわち法令に基づく場合（感染症の届出など）や公益保護のため（たとえば犯罪捜査），他の医療機関への情報提供などのように患者本人の診療に必要な場合などです．秘密漏示罪は，親告罪に該当し告訴がなければ成立しないものです．

刑法 134 条 1 項（秘密漏示）：医師，薬剤師，医薬品販売業者，助産師，弁護士，弁護人，公証人又はこれらの職にあった者が正当な理由がないのにその業務上取り扱ったこ

JCOPY 498-04894

とについて知り得た人の秘密を漏らしたときは，6月以下の懲役または10万円以下の罰金に処する.

刑法135条（親告罪）：この章の罪は，告訴がなければ公訴を提起することができない.

Q18 患者の秘密（診療情報）を開示できる正当な理由には何があるのでしょうか

A18 磯部は，正当な理由として，①本人の同意がある場合，②治療の目的のための医療チーム内または後医への情報提供，③法令上の義務に基づく場合，④訴訟手続等において証人として証言する場合（医師には，権利の濫用でない限りで秘密についての証言の拒否が認められています．刑事訴訟法149条，民事訴訟法197条），⑤守秘義務を解除しないと第3者に重大な危害が生じるおそれのある場合，などを挙げています（甲斐2010 p.200-1〔磯部 哲.第17章 医療情報〕）.

刑事訴訟法149条：医師，歯科医師，助産師，看護師，弁護士（外国法事務弁護士を含む．），弁理士，公証人，宗教の職に在る者又はこれらの職に在つた者は，業務上委託を受けたため知り得た事実で他人の秘密に関するものについては，証言を拒むことができる．但し，本人が承諾した場合，証言の拒絶が被告人のためのみにする権利の濫用と認められる場合（被告人が本人である場合を除く．）その他裁判所の規則で定める事由がある場合は，この限りでない.

民事訴訟法197条1項：次に掲げる場合には，証人は，証言を拒むことができる.
2　医師，歯科医師，薬剤師，医薬品販売業者，助産師，弁護士（外国法事務弁護士を含む．），弁理士，弁護人，公証人，宗教，祈祷若しくは祭祀の職にある者又はこれらの職にあった者が職務上知り得た事実で黙秘すべきものについて尋問を受ける場合

Q19 患者が受診を拒否し家族のみの通院によって処方をしていますが違法でしょうか

A19 認知症診療や精神科診療では，患者が自分は病気ではない，通院などしないなどと言い張って通院を拒否することが少なくないと思います．そのため家族のみが受診し病状の報告や処方箋を受け取ることをしばしば経験します．医師法20条では無診察治療の禁止，つまり患者を診察せずに治療ないし処方

箋を交付することを禁止しています．これを厳密に遵守すると質問の事例のように患者を診察せずに家族からの情報だけで処方箋を交付するなどの医療行為はできなくなります．では，直接患者が通院しない場合にはその患者ならびに家族は医療を受けられず医療や介護の枠外にいけということでしょうか．米村は，同条は立法論的な必要性や妥当性に疑問が残ると指摘し，さらに医師が過去に診察した患者を診察なく治療する場合，前回の診察に基づき患者の病状が推知できる場合には同条違反にならないとする判例があり通説も同様の立場である，と指摘しています（米村 2016 p.50-1）.

　精神科診療のなかで無診察治療を行い訴訟になった事案の判決（千葉地判 平成 12 年 6 月 30 日）では，医師法 20 条の違反はなく不法行為にも該当しないと判断しています．判旨として，①病識のない精神病患者が治療を拒んでいる場合に，②患者を通院させることができるようになるまでの間の一時的な措置として，③相当の臨床経験のある精神科医が家族等の訴えを十分に聞いて慎重に判断し，④保護者的立場にあって信用のおける家族に副作用等について十分説明した上で行われる場合に限っては医師法 20 条の禁止行為に含まれず不法行為の違法性に該当しない[4]，と述べられています．

医師法 20 条：医師は，自ら診察しないで治療をし，若しくは診断書若しくは処方せんを交付し，自ら出産に立ち会わないで出生証明書若しくは死産証書を交付し，又は自ら検案をしないで検案書を交付してはならない．但し，診療中の患者が受診後 24 時間以内に死亡した場合に交付する死亡診断書については，この限りでない．

Q20 日本語の通じない外国人が診察を求め受診してきました．この場合，診療を断ることはできますか

A20　医師は，医師法 19 条 1 項にある「診療に従事する医師は，診察治療の求があつた場合には，正当な事由がなければ，これを拒んではならない.」ことから，外国人であることだけで診療を拒否することは原則できません．これを応招義務と呼んでいます．医師は，国民の健康を守るという公共性を持つ業務に従事していること，ならびに医業は医師という国家資格によって独占されていることから生じる公法上の義務を負っています（患者に対する私法上の義務

JCOPY 498-04894

ではありません）．これが応招義務に該当することになります．ただし，正当な事由が存在するならば診療を拒否することができるとされています．最近までこの正当な事由の具体的な基準がはっきりしていなかったのですが，2019年12月25日に厚生労働省から「応招義務をはじめとした診察治療の求めに対する適切な対応の在り方等について」[5]が出され，そのなかの訪日外国人観光客をはじめとした外国人患者への対応として，「外国人患者についても，診療しないことの正当化事由は，日本人患者の場合と同様に判断するのが原則である．外国人患者については，文化の違い（宗教的な問題で肌を見せられない等），言語の違い（意思疎通の問題），（特に外国人観光客について）本国に帰国することで医療を受けることが可能であること等，日本人患者とは異なる点があるが，これらの点のみをもって診療しないことは正当化されない．ただし，文化や言語の違い等により，結果として診療行為そのものが著しく困難であるといった事情が認められる場合にはこの限りではない」と述べられています．迂遠な文言ですが，要は診察に際して言葉が通じない場合には，診療に応じなくても義務違反にはならない場合があるといっているようです．

Q21 訪問診療を行っている患者が在宅で死亡したときには，死亡診断書あるいは死体検案書のどちらでしょうか

A21 医師法20条のただし書きにある「診療中の患者が受診後24時間以内に死亡した場合に交付する死亡診断書については，この限りでない．」との記載から24時間以上を超えて死亡したときには死体検案書を発行しなければならないと従来解釈されてきました．また，医師法21条の文言から，在宅で死亡した患者は異状死体として警察に届け出て監察医に死体検案書を作成してもらうことになることから，在宅での平穏死に対して大きな壁になっていました．そこで厚生労働省は，2012年に「医師法第20条ただし書の適切な運用について」表24 を発布し「医師が死亡の際に立ち会っておらず，生前の診察後24時間を経過した場合であっても，死亡後改めて診察を行い，生前に診療していた傷病に関連する死亡であると判定できる場合には，死亡診断書を交付することができる」との行政解釈を示したことから，在宅医療で患者が死亡した場合でも予想された死亡であれば，主治医は最終診察時間にかかわらず死亡診断書を

表24 医師法第 20 条ただし書の適切な運用について（通知）

　医師法（昭和 23 年法律第 201 号）第 20 条ただし書の解釈については，「医師法第 20 条但書に関する件」（昭和 24 年 4 月 14 日付け医発第 385 号各都道府県知事宛厚生省医務局長通知）でお示ししています．近年，在宅等において医療を受ける患者が増えている一方で，医師の診察を受けてから 24 時間を超えて死亡した場合に，「当該医師が死亡診断書を書くことはできない」又は「警察に届け出なければならない」という，医師法第 20 条ただし書の誤った解釈により，在宅等での看取りが適切に行われていないケースが生じているとの指摘があります．

　こうした状況を踏まえ，医師法第 20 条ただし書の解釈等について，改めて下記のとおり周知することとしましたので，その趣旨及び内容について十分御了知の上，関係者，関係団体等に対し，その周知徹底を図るとともに，その運用に遺漏のないようお願い申し上げます．

記

1　医師法第 20 条ただし書は，診療中の患者が診察後 24 時間以内に当該診療に関連した傷病で死亡した場合には，改めて診察をすることなく死亡診断書を交付し得ることを認めるものである．このため，**医師が死亡の際に立ち会っておらず，生前の診察後 24 時間を経過した場合であっても，死亡後改めて診察を行い，生前に診療していた傷病に関連する死亡であると判定できる場合には，死亡診断書を交付することができること．**

2　診療中の患者が死亡した後，改めて診察し，生前に診療していた傷病に関連する死亡であると判定できない場合には，死体の検案を行うこととなる．この場合において，死体に異状があると認められる場合には，警察署へ届け出なければならないこと．

3　なお，死亡診断書（死体検案書）の記入方法等については，「死亡診断書（死体検案書）記入マニュアル」（厚生労働省大臣官房統計情報部・医政局発行）(http://www.mhlw.go.jp/toukei/manual/) を参考にされたい．

平成 24 年 8 月 31 日 医政医発 0831 第 1 号 各都道府県医務主管部（局）長あて厚生労働省医政局医事課長通知より引用

　作成することが可能になっています．ですから質問の場合にも，最終診察から 24 時間以上経っていても以前から往診をしていた患者ならば，死亡診断書を作成することが可能といえるのです．さらに述べますと，すでに旧厚生省から昭和 24 年 4 月 14 日医発第 385 号にて「死亡診断書は，診療中の患者が死亡した場合に交付されるものであるから，苟しくもその者が診療中の患者であった場合は，死亡の際に立ち会っていなかった場合でもこれを交付することができる．但し，この場合においては法第 20 条の本文の規定により，原則として死亡後改めて診察をしなければならない」と通知され同様の見解が示されてい

JCOPY 498-04894

ます.

医師法20条：医師は，自ら診察しないで治療をし，若しくは診断書若しくは処方せんを交付し，自ら出産に立ち会わないで出生証明書若しくは死産証書を交付し，又は自ら検案をしないで検案書を交付してはならない．但し，診療中の患者が受診後24時間以内に死亡した場合に交付する死亡診断書については，この限りでない．

医師法21条（異状死体の届出義務）：医師は，死体又は妊娠4月以上の死産児を検案して異状があると認めたときは，24時間以内に所轄警察署に届け出なければならない．

医療訴訟における診療ガイドラインの法的意味付けはどうなっているのでしょうか

A22 『Minds 診療ガイドライン作成の手引き 2014』[6] では，診療ガイドラインは「診療上の重要度の高い医療行為についてエビデンスのシステマティックレビューとその総体評価，益と害のバランスなどを考量して患者と医療者の意思決定を支援するために最適と考えられる推奨を提示する文書」と定義されています（3頁）.

　本来的に診療ガイドラインは，医療界におけるある疾患の診療に関する非法律的な規制であったはずですが，これが司法に利用されることで医療過誤の事後救済，つまり医師が診療ガイドラインに従わず診療をしたことを過失として捉え，被害者（患者）に有利な論理を誘導する手立てにしようとする法律家に利用されている（あるいは悪用されている）のが現状であろうと思います．医療の現場をまったくといってよいほど知らない法律家が診療ガイドラインに記載された内容を鵜呑みにして医師の過失を立証しようとすることについては大いに非難されるべきであるといえますが，医師側もリスクを伴う診療を行う際には医療訴訟という局面を考慮した対策を講じておくことが求められます．医師が診療ガイドラインに基づいた治療をしなかったからといって，それによって直ちに医師の責任が認められることになるわけではありません．しかし，法的には，その診療ガイドラインの記載と異なる治療を選択した場合，その治療を選択した医師にその理由を説明する義務が生じ，場合によっては過失と認定される可能性が残ることになります．

　診療ガイドラインに関して最高裁判所が直接判示した事案はないようです

が，下級審では近年かなり重視されてきているとのことです．診療ガイドラインを有力な医学的知見として捉え積極的に評価する裁判例が多数みられると同時に，診療ガイドライン通りにしなければならないわけではないことを強調している判例もみられています（大島 2015 p.31）．また米村は，医療のばらつきは，医師の知識や経験によってばかりではなく患者側の要因（たとえば薬剤アレルギー）によっても生じ得るものであり，どの治療法が当該患者に効果を示すかは一般的な知見とは別に評価する必要がある，と指摘しています．さらに診療ガイドラインの記載を直ちに医療水準であるとし，これに従わない診断や治療を当然のように過失ありと判断することは不適切である，とも述べています（米村 2016 p.122）．診療ガイドラインの法的問題に関しては平野がその著書で詳述しています（平野 2018 p.411-40）．

Q23 投薬による医療過誤があった場合の責任は誰が負うのでしょうか

A23 処方した医薬品に欠陥がなかった場合には，処方をした医師が不法行為責任を負わされます．一方，医薬品に欠陥があった場合，初川によると，「医師がこの欠陥に気づかずに投与した場合，医師と医薬品製造会社の共同不法行為が成立することとなる．よって現行法においては，医薬品製造会社は製造物責任法（いわゆる PL 法）により無過失責任を，医師は医療過誤責任による民法上の不法行為の過失責任を負うこととなる」と述べています（初川 2016 p.138）．

Q24 医薬品の添付文書（いわゆる能書）には法律的な根拠はあるのでしょうか

A24 薬を処方する際に医師がしばしば読むことのある添付文書は，薬機法（医薬品，医療機器等の品質，有効性及び安全性の確保等に関する法律）52 条 1 項に基づいて作成されている文書を意味します．添付文書の記載内容についての一次的な責任は医薬品の製造販売業者，つまり製薬企業に属します．添付文書の使用上の注意や副作用などの記載が不十分であり，かつ投与を受けた患者に損害が生じた場合には，製造物責任法や一般不法行為法に基づき製薬企業が損害賠償責任を問われる可能性があります．厚生労働省による平成 29 年の

最新の改定では，特定の背景を有する患者に関する注意，という項目が新たに追加規定され，「合併症・既往歴等のある患者」「腎機能障害患者」「肝機能障害患者」「生殖能を有する者」「妊婦」「授乳婦」「小児等」「高齢者」という項目が設けられ，それまで規定されていた「原則禁忌」「慎重投与」「高齢者への投与」「妊婦，産婦，授乳婦等への投与」「小児等への投与」の項目は廃止されています（高橋 2019 p.218-45〔住田知也. 第 11 講 添付文書〕）．何らかの医療事故が発生したとき，添付文書の記載に従わなかったからといって医師の過失が必ずしも認められるとは限りません．その医薬品に関するさまざまな医学的文献や診療知見など複数の要因が検討された上で医師に過失があったか否かが問われることになります．

> 薬機法 52 条 1 項（添付文書等の記載事項）：医薬品は，これに添付する文書又はその容器若しくは被包（以下この条において「添付文書等」という.）に，当該医薬品に関する最新の論文その他により得られた知見に基づき，次に掲げる事項（次項及び次条において「添付文書等記載事項」という.）が記載されていなければならない．ただし，厚生労働省令で別段の定めをしたときは，この限りでない.
> 1　用法，用量その他使用及び取扱い上の必要な注意
> 2　日本薬局方に収められている医薬品にあつては，日本薬局方において添付文書等に記載するように定められた事項
> 3　第 41 条第 3 項の規定によりその基準が定められた体外診断用医薬品にあつては，その基準において添付文書等に記載するように定められた事項
> 4　第 42 条第 1 項の規定によりその基準が定められた医薬品にあつては，その基準において添付文書等に記載するように定められた事項
> 5　前各号に掲げるもののほか，厚生労働省令で定める事項

Q25 医薬品の添付文書に従わず医療事故が生じてしまったときの法的責任はどうなるのでしょうか

A25　参考になる最高裁判決があります[7]．7 歳児の虫垂炎手術のために腰椎麻酔を施行した 12，13 分後にショック状態になり，脳機能低下のため重篤な後遺症を負った事案です．麻酔薬の添付文書では注入後 10 ないし 15 分までは 2 分間隔で血圧測定をしなければならないと記載されていましたが，手術をした医師は 5 分間隔での測定を看護師に指示していたので，急変に気づくのが遅

れたとして損害賠償請求がされています．判決では「医師が医薬品を使用するに当たって右文章（著者註: 添付文書）に記載された使用上の注意事項に従わず，それによって医療事故が発生した場合には，これに従わなかったことにつき特段の合理的理由がない限り，当該医師の過失が推定されるものというべきである」とされています．つまり，医師が合理的理由なく医薬品の添付文書に従わなかった場合，これを根拠として過失が推定され得るとの判断です．添付文書に従わず医療事故が生じたとき，医師側はその合理的理由を立証しなければならないことになるのです．また合理的理由があれば，添付文書の記載に従わなくても過失が否定される可能性が残ります．

Q26 医薬品と医薬部外品は法的にどのように違うのでしょうか

A26 マスコミなどの広告で医薬部外品との名前を耳にしますが，医薬品と医薬部外品は法的にはどのように定義され区別されているのでしょうか．薬機法2条にて両者は定義されています．医薬品とは，①日本薬局方に収められているもの，②人または動物の疾病の診断，治療または予防に使用されることが目的とされているものであって機械器具等ではないもの，③人または動物の身体の構造または機能に影響を及ぼすことが目的とされているものであって機械器具等でないもの，を指しています．一方，医薬部外品は，以下に挙げるものであって人体に対する作用が緩和なものを指しています，a. 吐き気・その他の不快感・口臭・体臭の防止，b. あせも・ただれ等の防止，c. 脱毛の防止，育毛または除毛，d. 人または動物の保健のためにするねずみ，はえ，蚊，のみその他これらに類する生物の防除の目的のために使用されるもの，などとなっています．

Q27 終末期医療での治療の中止が法的に問題となるならば，最初から治療を差し控えたら問題は生じないと考えてよいのでしょうか

A27 一旦治療を開始したものを中止するから問題になるのであって最初からその治療を差し控える，つまり不開始ならばなんら問題は生じないとの考えかたも確かに成立します．しかし，米国では，法は治療の中止と治療の差し控え

JCOPY 498-04894

の双方を，治療を見送ることとして等価と扱い，米国医学会のガイドラインでも差し控えと中止の間には倫理的に差がない，とされているそうです（会田2011 p.7-8）．日本の場合も多くの論者は同様の考えに与していますが，わが国の臨床現場では，差し控えよりも中止のほうに心理的負担が大きいことが指摘されています．その理由として，中止の決定が患者自身ではなく患者の家族や医療従事者に委ねられることが多いこと，たとえば生命維持治療の中止に関する基準が明確ではなく法的リスクを背負う可能性があること，哲学的議論がわが国では少ないこと，中止の決定者の心理的負担を減らす仕組みが未整備であることなどが挙げられています[8]．

Q28 学会発表や論文作成をする際に患者の個人情報をどう取り扱ったらよいのでしょうか

A28 学会発表や論文を作成する際に患者の個人情報をしばしば利用することになるのですが，個人情報を目的外で使用するためにはあらかじめ本人の同意が必要となります．しかし，実際にはそのような手順を踏むことは難しいことが多いと思われます．この際に個人情報を加工し，なおかつそれを復元することができないように操作する，これを匿名加工情報と呼びます．この匿名加工情報には個人識別性が失われることから個人情報に該当せず，患者の同意を含む規律に拘束されなくなります．匿名加工情報の具体的手順などの詳細は「個人情報の保護に関する法律についてのガイドライン（匿名加工情報編）」[9]に規定されています．ただし，このガイドラインの位置付けの部分で，大学その他の学術研究を目的とする機関若しくは団体又はそれらに属する者が学術研究の用に供する目的で取り扱う場合には，個人情報保護法第4章（匿名加工情報などを規定する条文）の適用対象外になると記載されています．ですから，学会発表や論文作成時などで使用する個人情報をどう扱ったらよいかの具体的な規定は，このガイドラインや「個人情報の保護に関する法律についてのガイドライン（通則編）」[10]を含めて法令では規定されていないことになります．したがって所属する学会や投稿誌の規定や指針に従って個人情報を取り扱うことになるのが一般的な考えかたです．ちなみに，「医療・介護関係事業者における個人情報の適切な取扱いのためのガイダンス」[11]では，特定の患者・利用者の症

例や事例を学会で発表したり学会誌で報告したりする場合には，氏名，生年月日，住所，個人識別符号等を消去することで匿名化されると考えられる（本ガイダンス p.10-11），とされています．

Q29 家族からカルテ開示を求められた場合，開示すべきでしょうか

A29 患者個人の診療情報は，要配慮個人情報に該当することからより慎重な取り扱いを求められます．要配慮個人情報とは，不当な偏見や差別を受けたり不利益が生じたりしないように，取り扱いに配慮を要する個人情報を指しています．より秘匿性の高い情報ともいえます．個人情報保護法では，個人情報を本人の同意なしに第 3 者に提供してはならないと定めています．ですから，患者の家族だからといって患者本人の同意なしに開示をすることは原則できません．また患者の代理人などと称して弁護士などが開示を求めてくる場合もあります．何を根拠に代理人と称しているのか不明の場合も多いのです．ですから家族なら問題はない，弁護士だから開示してもよいと考えず，身分の確認を必ず行うようにします．患者の家族であることを確認できる書類などの提示を求めるようにします．弁護士などの場合には本人直筆による委任状の確認や成年後見人であることの証明書類などを確認するようにします．その後のトラブルに備えていずれもコピーを取っておくことが重要です．

Q30 患者の個人データが漏洩してしまった場合の対応はどのようにすればよいでしょうか

A30 「医療・介護関係事業者における個人情報の適切な取扱いのためのガイダンス」に関する Q & A（事例集）[1] では以下のように記載されています．漏洩などが発生した場合，平成 29 年個人情報保護委員会告示第 1 号に基づき，迅速かつ適切に対応する必要があります．事故を発見した者は医療機関内の責任者などに速やかに報告するとともに医療機関内で事故の原因を調査し，影響範囲を特定して引き続き漏洩などが起きる可能性があれば，これ以上漏洩が広がらないように至急対処する必要があります．また，関係する患者・利用者などに対して事故に関する説明を行うとともに個人情報保護委員会（ただし，個

JCOPY 498-04894

人情報保護法第 47 条第 1 項に規定する認定個人情報保護団体の対象事業者である医療・介護関係事業者は所属の認定個人情報保護団体）に報告する必要が出てきます．さらに，このような漏洩などの事故が今後発生しないよう再発防止策を講ずる必要があります．

【参考文献】

1) 個人情報保護委員会事務局 厚生労働省.「医療・介護関係事業者における個人情報の適切な取扱いのためのガイダンス」に関する Q&A（事例集）. 平成 29 年 5 月 30 日.

2) 日本弁護士連合会. 医療同意能力がない者の医療同意代行に関する法律大綱. 2011 年 12 月 15 日.

3) 日山 享. チーム医療における説明義務. 医事法判例百選 第 2 版. 別冊 Jurist 219. 有斐閣: 2014. p.84-5.

4) 野々村和喜. 無診察治療の禁止. 医事法判例百選 第 2 版. 別冊 Jurist 219. 有斐閣; 2014. p.218-9.

5) 厚生労働省医政局長. 応招義務をはじめとした診察治療の求めに対する適切な対応の在り方等について. 医政発 1225 第 4 号　令和元年 12 月 25 日.

6) 福井次矢, 山口直人, 監修. Minds 診療ガイドライン作成の手引き 2014. 医学書院; 2014.

7) 小谷昌子. 医療品添付文書と医師の注意義務―腰椎麻酔ショック事件―. 別冊 Jurist 219. 有斐閣; 2014. p.102-3.

8) 水野俊誠, 横野 惠. 日本における生命維持治療の中止と差控え. 生命倫理. 2006; 16: 84-90.

9) 個人情報保護委員会. 個人情報の保護に関する法律についてのガイドライン（匿名加工情報編）. 平成 28 年 11 月（平成 29 年 3 月一部改正）.

10) 個人情報保護委員会. 個人情報の保護に関する法律についてのガイドライン（通則編）. 平成 28 年 11 月（平成 29 年 3 月一部改正）.

11) 個人情報保護委員会 厚生労働省. 医療・介護関係事業者における個人情報の適切な取扱いのためのガイダンス. 平成 29 年 4 月 14 日.

参考書籍 (五十音順)

1) 会田 2011: 会田薫子. 延命医療と臨床現場 人工呼吸器と胃ろうの医療倫理学. 東京大学出版会; 2011.

2) 医療六法: 医療六法 令和2年版. 中央法規; 2020.

3) 大島 2015: 大島眞一. Q&A 医療訴訟. 判例タイムズ社; 2015.

4) 小倉, 山崎 2019: 小倉純正, 山崎祥光. 認知症 plus 法律問題 高齢者と家族のゼミナール. 日本看護協会出版会; 2019.

5) 甲斐 2010: 甲斐克則, 編. レクチャー生命倫理と法. 法律文化社; 2010.

6) 甲斐 2018a: 甲斐克則, 編. ブリッジブック医事法 第2版. 信山社; 2018.

7) 甲斐 2018b: 甲斐克典, 編集代表. 医事法辞典. 信山社; 2018.

8) 甲斐 2019a: 甲斐克典, 責任編集. 医事法研究 第1号. 信山社: 2019.

9) 甲斐 2019b: 甲斐克典, 責任編集. 医事法研究 第2号. 信山社; 2020.

10) 久々湊, 姫嶋 2017: 久々湊晴夫, 姫嶋瑞穂. 医事法学―医療を学ぶひとのための入門書―. 成文堂; 2017.

11) 高田, 小梅 2016: 高田利廣, 小梅正勝. 事例別医事法 Q&A 第6版. 日本医事新報社; 2016.

12) 高橋 2019: 高橋 譲, 編著. 医療訴訟の実務 第2版. 商事法務; 2019.

13) 田邉 2017: 田邉 昇. 医療裁判 THE リアル. 洋學社; 2017.

14) 塚田, 前田 2018: 塚田敬義, 前田和彦, 編. 改訂版 生命倫理・医事法. 医療科学社; 2018.

15) 手嶋 2016: 手嶋 豊. 医事法入門 第5版. 有斐閣; 2016.

16) 西田, 山本 2016: 西田栄一, 山本顯治, 編. 振舞いとしての法 知と臨床の法社会学. 法律文化社; 2016.

17) 野﨑 2020: 野﨑和義. コ・メディカルのための医事法学概論 第2版. ミネルヴァ書房; 2020.

18) 初川 2016: 初川 満. 実践 医療と法―医療者のための医事法入門―. 信山社; 2016.

19) 樋口 2007: 樋口範雄. 医療と法を考える 救急車と正義. 有斐閣; 2007.

20) 樋口, 岩田 2007: 樋口範雄, 岩田 太, 編. 生命倫理と法 II. 弘文堂; 2007.

21) 樋口 2008: 樋口範雄. 続・医療と法を考える 終末期医療ガイドライン. 有

JCOPY 498-04894

斐閣; 2008.

22) 平野 2018: 平野哲郎. 医師民事責任の構造と立証責任. 日本評論社; 2018.

23) 平沼 2019: 平沼直人. 医師法 逐条解説と判例・通達. 民事法研究会; 2019.

24) 前田 2020: 前田和彦. 医事法講義 新編第 4 版. 信山社; 2020.

25) 米村 2016: 米村滋人. 医事法講義. 日本評論社; 2016.

索引

川 畑 信 也 (かわばた のぶや)

八千代病院 神経内科部長
愛知県認知症疾患医療センター長

昭和大学大学院（生理系生化学専攻）修了後，国立循環器病センター内科脳血管部門，秋田県立脳血管研究センター（現 秋田県立循環器・脳脊髄センター）神経内科を経て，2008 年八千代病院神経内科部長，2013 年愛知県認知症疾患医療センター長兼任.

1996 年から認知症の早期診断と介護を目的に「もの忘れ外来」を開設し，現在までに 8,000 名以上の患者さんの診療を行ってきている．2015 年から愛知県公安委員会認定医（運転免許臨時適性検査），2016 年 4 月から愛知県安城市認知症初期集中支援チーム責任者，2018 年 2 月から愛知県の西尾市ならびに知立市の認知症初期集中支援チームのアドバイザー兼務.

所属学会：
日本神経学会，日本脳血管・認知症学会，日本老年精神医学会，日本脳卒中学会，日本認知症学会，日本認知症ケア学会，日本神経治療学会，日本神経心理学会など．

著書：
- イラストでわかるせん妄・認知症ケア―家族の様子がおかしいと感じたら（法研; 2020）（一般向き書籍）
- 認知症診療のために知っておきたい法制度・法律問題（中外医学社; 2020）
- 臨床医のための医学からみた認知症診療 医療からみる認知症診療 治療編（中外医学社; 2020）
- 第二の認知症 レビー小体型認知症がわかる本（法研; 2019）（一般向き書籍）
- 高齢ドライバーに運転をやめさせる 22 の方法（小学館; 2019）（一般向き書籍）
- 認知症に伴う生活習慣病・身体合併症 実臨床から考える治療と対応（中外医学社; 2019）

- 臨床医のための医学からみた認知症診療 医療からみる認知症診療 診断編（中外医学社; 2019）
- 事例から考える認知症のBPSDへの対応―非薬物療法・薬物療法の実際（中外医学社; 2018）
- 改訂2版 かかりつけ医・非専門医のための認知症診療メソッド（南山堂; 2018）
- 知っておきたい改正道路交通法と認知症診療（中外医学社; 2018）
- プライマリ・ケア医のための認知症診療入門（日経BP社; 2016）
- かかりつけ医・非専門医のためのレビー小体型認知症診療（南山堂; 2015）
- 認知症診療に役立つ77のQ&A（南山堂; 2015）
- 事例で解決！ もう迷わない抗認知症薬・向精神薬のつかいかた（南山堂; 2014）
- 事例で解決！ もう迷わない認知症診断（南山堂; 2013）
- 臨床医へ贈る 抗認知症薬・向精神薬の使い方 こうすれば上手に使いこなすことができる（中外医学社; 2012）
- これですっきり！ 看護＆介護スタッフのための認知症ハンドブック（中外医学社; 2011）
- 日常臨床からみた認知症診療と脳画像検査―その意義と限界（南山堂; 2011）
- かかりつけ医・非専門医のための認知症診療メソッド（南山堂; 2010）
- かかりつけ医の患者ケアガイド 認知症編（真興交易医書出版部; 2009）
- どうする？ どう伝える？ かかりつけ医のための認知症介護指導Q & A（日本医事新報社; 2008）
- 早期発見から介護まで よくわかる認知症（日本実業出版社; 2008）
- 患者・家族からの質問に答えるための認知症診療Q & A（日本医事新報社; 2007）
- 知っておきたい認知症の基本（集英社新書; 2007）
- 日常臨床に役立つ神経・精神疾患のみかた（中外医学社; 2007）
- 事例から学ぶアルツハイマー病診療（中外医学社; 2006）
- 物忘れ外来ハンドブック アルツハイマー病の診断・治療・介護（中外医学社; 2006）
- 「物忘れ外来」レポート 認知症疾患の診断と治療の実際―すべての臨床医のための実践的アドバイス（ワールドプランニング; 2005）
- 物忘れ外来21のケースからみる臨床医のための痴呆性疾患の診断と治療（メディカルチャー; 2005）

医師が知っておきたい法律の知識
～医療現場からみた医事法解説～　　　　　　©

発　行　2021年5月31日　1版1刷

著　者　川　畑　信　也

発行者　株式会社　中外医学社
　　　　代表取締役　青　木　　滋
　　　　〒162-0805　東京都新宿区矢来町62
　　　　電　話　（03）3268-2701（代）
　　　　振替口座　00190-1-98814番

印刷・製本 / 三和印刷（株）　　　　＜ MS・AK ＞
ISBN978-4-498-04894-2　　　　Printed in Japan